T0197289

Das richtige Pflegeheim finden

Lydia Neubert • Kerstin Neubert

Das richtige Pflegeheim finden

Ein Ratgeber für Angehörige

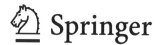 Springer

Lydia Neubert
Hamburg, Deutschland

Kerstin Neubert
Chemnitz, Deutschland

ISBN 978-3-662-64479-9   ISBN 978-3-662-64480-5   (eBook)
https://doi.org/10.1007/978-3-662-64480-5

Die Deutsche Nationalbibliothek verzeichnet diese Publikation in der DeutschenNationalbibliografie;
detaillierte bibliografische Daten sind im Internet über http://dnb.d-nb.de abrufbar.

Fotonachweis Cover © : https://stock.adobe.com/de/images/nurse-caregiver-support-walking-with-elderly-
woman-outdoor/292662937

Planung/Lektorat: Sarah Busch
Springer ist ein Imprint der eingetragenen Gesellschaft Springer-Verlag GmbH, DE und ist ein Teil von Sprin-
ger Nature.
Die Anschrift der Gesellschaft ist: Heidelberger Platz 3, 14197 Berlin, Germany

Vorwort – Warum wir diesen Ratgeber geschrieben haben

Unser fachlicher, aber auch unser ganz persönlicher Hintergrund motivierte uns, dieses Buch zu schreiben. Wir beide sind ausgebildete Krankenschwestern. Eine von uns hat jahrzehntelang als Pflegedienstleitung eines Pflegeheims gearbeitet. Die andere hat sich nach der Berufsausbildung zur Pflegewissenschaftlerin weiter qualifiziert. Bevor wir mit diesem Buch begonnen hatten, haben wir die häusliche und stationäre Pflege der Schwiegereltern bzw. Großeltern bis zu ihrem Tod erlebt. Während der gesamten Entstehungszeit dieses Buches beschäftigte uns die Pflege des Ehemanns und Vaters bis hin zu seiner Unterbringung in einem Pflegeheim. Kurz bevor das finale Manuskript des Buches fertiggestellt wurde, standen wir bezüglich der Versorgung der Mutter und Oma wieder vor der Frage „Wie soll es weitergehen? Pflege zu Hause oder im Heim?". Es ist also nicht nur unser theoretisches Wissen, gespeist aus Ausbildung, beruflicher Erfahrung und Studium, sondern auch unser ganz persönliches Erleben der Thematik „Heimeinzug – ja oder nein?". Wie geht es uns dabei, was fühlen wir? Auch sich widerstreitende Gedanken begleiten diese Fragestellung und natürlich das Erkennen, dass das, was die Theorie so einfach sagt, sich in der Praxis ganz anders und weit vielschichtiger erweist. Das heißt, alles, was wir in diesem Ratgeber zusammengetragen haben, ist nicht allein die Summe der Fakten, sondern enthält auch ein hohes Maß an beruflichen Erlebnissen sowie eigenen Erfahrungen und Empfindungen.

Während der Entstehungszeit dieses Buches sind auch zwei Mädchen geboren worden, Töchter und Enkelinnen. Auch sie werden eines Tages vor ähnlichen oder gleichen Problematiken stehen. Es wird immer keine leichte Entscheidungsfindung sein. Auch für sie ist dieser Ratgeber geschrieben. Sicher, bis dahin wird noch viel Zeit vergehen und die gesetzlichen und strukturellen Gegebenheiten werden andere sein, doch die menschlichen Regungen, ihre Gefühlswelt wird der unsrigen gleichen. Auch sie werden sich für ihre Eltern und Großeltern ein selbstbestimmtes Leben vorstellen, welches ein erfülltes und relativ gesundes Älterwerden vorsieht. Und auch wenn wir beide es uns füreinander und für sie von Herzen wünschen, ist das keineswegs sicher.

„Leben ist das, was passiert, während Du eifrig dabei bist, andere Pläne zu machen". Dieses bekannte Zitat von John Lennon passt zur Situation vieler „plötzlicher" Heimbewohner und Heimbewohnerinnen und ihren Angehörigen. Jeder weiß, dass es Pflegeheime gibt und wozu sie dienen, doch nur wenige befassen sich mit den vielen Fragen rund um diese Wohn- und Versorgungsform im Alter – vor allem nicht im Hinblick auf sich selbst. Dies mag daran liegen, dass dieses Thema zu unangenehm, zu schamhaft, zu kompliziert oder auch zu negativ besetzt ist.

Ende 2019 galten in Deutschland mehr als 4 Millionen Menschen als pflegebedürftig im Sinne des Pflegeversicherungsgesetzes. Von diesen 4 Millionen lebt (nur) jeder bzw. jede Fünfte, oder 20 Prozent, in einem der mehr als 15.000 Heime. Der Großteil, sprich 80 Prozent, wohnt zuhause. Die Versorgung daheim wird in den meisten Fällen von den Angehörigen der pflegebedürftigen Menschen geleistet, die dabei häufig von ambulanten Pflegediensten unterstützt werden.

„Und zu diesen 80 Prozent werde auch ich zählen" – so der Plan der wohl meisten von uns. Und doch kann es anders kommen. Dieses Buch wurde also auch geschrieben, um interessierte Leser und Leserinnen auf die Eventualität eines Heimplatzes sachlich aber auch im geistigen Sinn vorzubereiten. Bereits mit der Frage „Heimeinzug – ja oder nein?" konfrontierte Leser sollen in der Bewerkstelligung und Bewältigung des Übergangsprozesses unterstützt und begleitet werden. Mit dem Versuch, sämtliche in dieser herausfordernden Zeit aufkommende Fragen, Gedanken und Gefühle umfassend zu erörtern, soll dieses Buch, Ihnen, werte Leser und Leserinnen, eine Art innerer Kompass sein – damit Sie einen Plan haben, wenn das Leben eine geänderte, neue Entwicklungsphase vorsieht.

Hamburg/Chemnitz

Lydia Neubert
Kerstin Neubert

Inhaltsverzeichnis

Über die Autorinnen

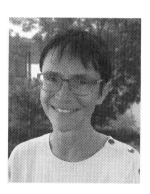

Kerstin Neubert Das Erfahrungswissen zum Thema, das die Inhalte nah an der Lebenswirklichkeit von betroffenen Angehörigen vermitteln soll, stammt von Kerstin Neubert. Sie wurde 1956 geboren und absolvierte 1977 die Ausbildung zur Krankenschwester. Insgesamt arbeitete sie 40 Jahre in Vollzeit in der Pflege, sowohl in Kliniken als auch in Pflegeheimen. Von 2000 bis 2021 betreute sie als Pflegedienstleitung eines Senioren- und Pflegeheimes die dortigen Bewohner und Bewohnerinnen, deren Angehörige sowie auch die Pflegekräfte. Da es ihr wichtig war, den Bezug zur täglichen Pflegepraxis nicht zu verlieren, arbeitete sie in den ersten 16 Jahren als Pflegedienstleitung auch noch in den Schichten mit. Ein Leitgedanke begleitete sie all die Jahre, nämlich, dass die Würde und die Wünsche des zu betreuenden Menschen an erster Stelle stehen, so lange er sich oder andere nicht in Gefahr bringt.

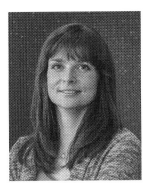

Lydia Neubert Die literaturbasierte und systematische Aufarbeitung dieses komplexen Themas übernahm die Tochter, Dr. Lydia Neubert. Sie wurde 1986 geboren und trat zunächst in die „pflegerischen Fußspuren" ihrer Mutter. 2009 absolvierte sie die integrierte Ausbildung zur Alten-, Gesundheits- und Krankenpflegerin. Es folgten ein Bachelor- und Masterstudium im Bereich Pflegewissenschaften und Public Health an der Universität Bremen. Heute ist sie als wissenschaftliche Mitarbeiterin am Universitätsklinikum Hamburg-Eppendorf tätig. Dort verteidigte sie 2021 auch ihre Dissertation zum Thema „Informelle Pflege von Menschen mit Demenz: Vereinbarkeit mit Familie und Erwerbstätigkeit sowie Kosten aus gesellschaftlicher Perspektive".

1

Für wen ist dieser Ratgeber und was beinhaltet er?

Dieser Ratgeber richtet sich an Angehörige, die sich zuhause um pflege-bedürftige Verwandte kümmern, und möchte sie in der Entscheidungs-findung für einen Heimplatz und im Bewältigen des gesamten Übergangs-prozesses unterstützen. Das Buch richtet sich aber ebenso an Interessierte, die sich vorausschauend mit der Frage „Heimeinzug – ja oder nein?" befassen möchten.

Denn die Zeit, in der unsere Eltern oder andere uns nahestehenden Men-schen alt werden, kommt unweigerlich. Menschen, die jahrzehntelang selbst-ständig ihr Leben gelebt haben, werden schleichend (zum Beispiel im Fall von Demenz) oder plötzlich (zum Beispiel im Fall von Hirn- oder schweren Herz-infarkten) von der Hilfe anderer abhängig. Die Abhängigkeit kann sowohl körperlich, psychisch oder in beidem begründet sein. In jedem Fall muss sich jemand kümmern und dabei spielt es eine untergeordnete Rolle, ob man dazu gebeten wurde oder nicht. Bei den meisten Angehörigen löst die über-nommene Pflegeverantwortung gemischte Gefühle aus. Einerseits fühlt man die Verpflichtung zu helfen, doch in welcher Form das geschieht und was überhaupt möglich ist, dessen ist man sich nicht sicher. Die empfundene Ver-pflichtung, zu helfen, basiert nicht selten auf einem gewissen Erwartungs-druck durch die Pflegebedürftigen selbst; besonders dann, wenn es die Eltern oder der Ehemann bzw. die Ehefrau sind. Zudem gilt es als gesellschaftliche Norm, sich im Fall von Krankheit und Pflegebedürftigkeit um seine Ver-wandten zu kümmern. Und sehr oft sind es Liebe und Verbundenheit, welche die Motivation zur Hilfe und Pflege spenden.

Idealerweise wäre es so, dass die Pflegebedürftigkeit voll und ganz akzep-tiert wird, die Bereitschaft zur Hilfe da ist und so geleistet werden kann wie es

© Springer-Verlag GmbH Deutschland, ein Teil von Springer Nature 2022
L. Neubert, K. Neubert, *Das richtige Pflegeheim finden*,
https://doi.org/10.1007/978-3-662-64480-5_1

die pflegenden Angehörigen vermögen, ohne dadurch Schuldgefühle zu entwickeln. Doch was Ideale eint ist der Fakt, dass dies nicht der Regel entspricht. Pflegende Angehörige sind im Verlauf der Pflege immer wieder mit vielen Fragen über die Form der weiteren Versorgung und so auch insbesondere bei der Entscheidung für eine Heimunterbringung konfrontiert. Diese kommen ab dem Entschluss zu einem Heimeinzug zu unterschiedlichen Zeitpunkten auf und sind theoretischer und praktischer Natur sowie finanzieller Art. Es zeigen sich aber auch psychische Problemlagen. Die passenden Antworten auf all die unterschiedlichen Fragen zu finden, ist schwierig, und wird insbesondere dadurch erschwert, dass die im Internet angebotenen Informationen beinahe unüberschaubar sind. Deswegen ist dieser Ratgeber mit dem Ziel geschrieben worden, das kritische Lebensereignis Heimeinzug in möglichst all seinen Facetten zu erfassen, damit interessierte und betroffene Angehörige die passenden Antworten an einem „Ort" finden. Um aber andererseits nicht den Rahmen dieses Ratgebers zu sprengen, verweisen weiterführende Hinweise und Tipps zu anderen Informationsquellen und möglichen Hilfsangeboten.

Der Übergang in ein Pflegeheim ist als Prozess zu sehen. Dieser beginnt mit den ersten Überlegungen im Vorfeld der Entscheidung für einen Heimplatz, wird am Umzugstag greifbar und endet nicht an diesem, sondern dauert noch über die ersten Wochen des Einlebens im Pflegeheim an. Dieser Ratgeber fokussiert auf den gesamten Prozess und auf ältere Menschen (Senioren und Seniorinnen), die hauptsächlich die Bewohnerschaft von Pflegeheimen darstellen. Mangels geeigneter Einrichtungen finden sich immer wieder auch jüngere Bewohner und Bewohnerinnen in den Heimen. Die Leser und Leserinnen sind nun eingeladen, Kapitel für Kapitel zu lesen oder sich je nach momentanem Schritt im Übergangsprozess und eigenem Bedürfnis einzelnen Kapiteln zu widmen.

Kap. 2 beschäftigt sich mit der Frage, ab wann eine Heimunterbringung notwendig beziehungsweise sinnvoll ist und nennt Bedingungen, die dazu führen, dass ein älterer und/oder pflegebedürftiger Mensch in ein Pflegeheim zieht. Diese lassen sich nicht nur bei dem älteren Menschen selbst und/oder seinen Angehörigen finden, sondern können genauso in der Ausgestaltung sowie dem Pflegealltag der häuslichen Situation begründet sein. Entscheiden sich die älteren Menschen selbst und/oder die Angehörigen für eine Heimunterbringung, gibt es meistens nicht nur einen Grund, sondern es fallen mehrere Bedingungen und Umstände zusammen.

Kap. 3 geht der Frage nach, wie das passende Heim, in dem sich der ältere Mensch wohlfühlen soll, auszuwählen ist. Es wird zunächst ein kurzer Überblick über die „Pflegeheim-Landschaft" in Deutschland gegeben, bevor dann die Möglichkeiten aufgezeigt werden, worüber das neue Domizil gefunden und nach welchen Kriterien es ausgesucht werden kann. Und auch auf die oft als heikle Sache betrachtete Frage „Wie sage ich es meinem pflegebedürftigen Verwandten, dass eine Heimunterbringung in Erwägung gezogen wird?" werden mögliche Antworten gegeben.

Kap. 4 widmet sich den Formalitäten, die vor dem Umzug zu erledigen sind. Dabei ist zum Beispiel der Grad der Pflegebedürftigkeit zu bestimmen (um die nötige Finanzierung – oder einen Teil von dieser – zu klären), womöglich ist die bisherige Wohnstätte aufzulösen und Verträge sind zu kündigen. Des Weiteren muss entschieden werden, welche Dinge mitgenommen werden müssen und dürfen. Das Kapitel hält abschließend eine **Checkliste** vor, die diese Schritte unterstützen kann.

In **Kap.** 5 wird eingehender die Finanzierung eines Heimplatzes erklärt: Was beinhalten die Kosten des Heimplatzes? Welche Kosten werden übernommen und welche sind selbst zu tragen? Und, was ist zu unternehmen, wenn das eigene Einkommen und Vermögen nicht zur Finanzierung des Heimplatzes ausreichen?

Nachdem die äußeren und damit formellen Bedingungen eines Heimeinzugs abgesteckt sind, widmet sich **Kap.** 6 dem psychischen Erleben von pflegenden Angehörigen, nachdem sie die Entscheidung gefällt haben, den verwandten, pflegebedürftigen Menschen künftig in einem Pflegeheim versorgt zu wissen. Verschiedene, oft auch sich widerstreitende Gefühle in den unterschiedlichsten Ausprägungen treten auf, so dass das Lebensereignis Heimeinzug nicht nur für den künftigen Heimbewohner bzw. die künftige Heimbewohnerin, sondern eben auch für die Angehörigen meist sehr emotionsbeladen ist. Auch kann die Fragestellung „Was tun und wohin mit den alt gewordenen Verwandten, wenn sie hilfsbedürftig werden?" dazu führen, dass sich problematische Konstellationen und Gefühlslagen innerhalb der Familie offenbaren. Vermeintlich Selbstverständliches wird „auf einmal" schwierig, manch Verdrängtes treibt wieder an die Oberfläche und scheinbar verheilte Wunden brechen wieder auf. Nicht selten zeigen sich andererseits aber auch überraschend positive Anzeichen wie Übernahme von Verantwortung, Einsicht in Notwendigkeiten und Bereitschaft zu versöhnlicher Einigung innerhalb der Familie.

Kap. 7 beschäftigt sich damit, wie Angehörige sich in dieser herausfordernden Zeit selbst helfen und wo sie darüber hinaus weitere, nötige Unterstützung finden können. Damit einhergehend soll dieser Ratgeber allen Betroffenen Mut machen, sich nicht zu scheuen, alle verfügbaren Ressourcen auszuschöpfen und die für sie passenden Hilfen anzunehmen – auch wenn dies manchmal einen langen Atem erfordert.

Kap. 8 beendet diesen Ratgeber, indem die erste Zeit nach dem Umzugstag beleuchtet wird und wie sie gelungen gestaltet werden kann. Dazu werden Schwierigkeiten, die in der ersten Zeit im Pflegeheim auftreten und zu Unsicherheiten und Zweifeln über die getroffene Entscheidung führen können, angesprochen und wie sie – hoffentlich im Sinne des jeweiligen Bewohners oder der jeweiligen Bewohnerin und den Angehörigen – gelöst werden können. Abschließend wird an Angehörige appelliert, auch in der nun neuen Rolle als Angehörige eines Heimbewohners bzw. einer Heimbewohnerin gut für sich selbst zu sorgen. Dies hilft dabei, dass die gewünschte Entlastung eintreten und fühlbar werden kann.

Zur besseren Lesbarkeit werden in diesem Ratgeber personenbezogene Bezeichnungen, die sich sowohl auf Frauen als auch auf Männer beziehen, abwechselnd in männlicher und weiblicher Form angeführt – sofern es keine gängige geschlechtsneutrale Bezeichnung gibt. Das heißt, es wird zum Beispiel mal „die Bewohner" und an nächster Stelle „die Bewohnerinnen" genutzt, wenn die Gesamtheit der im Pflegeheim lebenden Menschen gemeint ist.

Im besten Fall, so wünschen die Autorinnen, ist dieser Ratgeber nicht nur punktuelle Hilfe oder Anregung für Angehörige, sondern begleitet sie während des gesamten Übergangsprozesses, an dessen Ende ein für alle Seiten spannungs- und konfliktarmes Erleben dieser sehr sensiblen Zeit steht. Dieses Buch ist jedoch kein psychologischer Ratgeber darüber, wie mit den verschiedenen menschlichen Regungen, die den Heimeinzug eines Verwandten begleiten, umgegangen werden kann. Doch können sich betroffene Angehörige möglicherweise in dem ein oder anderem Beispiel selbst wiederfinden und damit merken, dass sie mit ihren Gedanken, Gefühlen und Problemen nicht allein sind, und dass es für letztere Lösungsmöglichkeiten gibt, auch wenn diese nicht immer perfekt erscheinen.

Auch können die Autorinnen nicht auf alles eine hundertprozentige Antwort geben, denn letztlich sind die Protagonisten (Angehörige, künftige Heimbewohner, weitere Familienangehörige oder andere nahestehende Personen, das Pflegeheimpersonal etc.) und Umstände selbst zu individuell und vielschichtig. Dennoch sollen zahlreiche, auf langjähriger Praxiserfahrung basierende Fall- und Problembeschreibungen typische Schwierigkeiten betroffener Angehöriger aufzeigen. Diese können den Lesern und Leserinnen dabei helfen, für sich womöglich neue und im besten Fall helfende Sichtweisen, Denkansätze oder Handlungsschritte abzuleiten. Ebenso sollen praktische Tipps Antworten auf häufig vorkommende Fragen liefern und Anreize geben, wo bei Bedarf weiterführende Hilfe zu bekommen ist.

Auch erhebt das Autorinnenpaar nicht den Anspruch auf Vollständigkeit aller Fakten, zumal sich gerade in der Gesetzgebung derzeit vieles bewegt und noch angepasst oder geändert wird. Dennoch haben sich die Autorinnen verpflichtet gefühlt, sowohl praktikabel und realitätsnah zu bleiben als auch möglichst viele Aspekte des Themas zu erfassen.

2

Gründe – Ab wann ins Heim?

Frau F. sorgt sich schon länger um ihre 84-jährige Mutter. Sie vergaß in letzter Zeit immer wieder Termine, verlegte Gegenstände und wiederholte sich in ihren Erzählungen. Noch kam sie mit Hilfe der Sozialstation und dem „Essen auf Rädern" gut zurecht, doch wie lange noch? Vorsorglich meldete Frau F. sie in einer Pflegeeinrichtung in der Nähe ihrer Wohnung an. Etwa 13 Monate später stürzte ihre Mutter und brach sich den Schenkelhals. Ganze sieben Tage war sie im Krankenhaus, danach sollte sie zur Reha. Doch die dortige Aufnahme war mit einer Wartezeit verbunden und zudem an sich fraglich, denn die bestehende Demenz hat durch die Narkose und die Zeit im Krankenhaus einen weiteren Schub erhalten. Was tun? Allein wieder zuhause zu sein war unmöglich, denn die Mutter braucht nun eine 24-h-Betreuung. Frau F. kontaktierte das Pflegeheim und erfuhr, dass ihre Mutter aufgrund der relativ frühen Anmeldung und eines gerade frei gewordenen Platzes – glücklicherweise – zeitnah aufgenommen werden kann.

Wann ein Umzug in ein Pflegeheim nötig ist und ob er geplant oder ziemlich spontan stattfindet, ist von Fall zu Fall unterschiedlich. Dieses Kapitel soll dabei helfen, sich als Angehörige über die möglichen Gründe für einen Heimeinzug bewusst zu werden. Ungeachtet der Ursachen ist es grundsätzlich ratsam, sich frühzeitig mit der Frage auseinanderzusetzen, ob ein Pflegeheim als Wohnform im Alter in Frage käme. Denn das Leben in einer Einrichtung bringt auch Vorteile mit sich: die Bewohnerinnen sind pflegerisch und medizinisch rund um die Uhr versorgt, sie leben in Gesellschaft und können an Aktivitäten teilnehmen, und schließlich werden sie und ihre Angehörigen von der Haushaltsführung und Pflege entlastet. Demgegenüber steht natürlich,

© Springer-Verlag GmbH Deutschland, ein Teil von Springer Nature 2022
L. Neubert, K. Neubert, *Das richtige Pflegeheim finden*,
https://doi.org/10.1007/978-3-662-64480-5_2

dass Heimbewohner zunächst ihr vertrautes Zuhause aufgeben müssen, um dann mit mehreren Menschen in einer Einrichtung zusammenzuleben. Pflegeeinrichtungen haben mehr oder weniger feste Abläufe, die auch nötig sind, damit die Versorgung aller Heimbewohner durch das Personal sichergestellt ist. Damit sollen nur ein paar der oft genannten „Nachteile" des Lebens im Heim genannt werden. Doch der Schritt, in ein Pflegeheim zu ziehen, fällt leichter, wenn man sich schon in gesunden Zeiten mit den Vor- und möglichen Nachteilen auseinandergesetzt und in Frage kommende Einrichtungen besichtigt hat.

Bedingungen, die dazu führen, dass ein älterer Mensch in ein Pflegeheim zieht, lassen sich sowohl bei dem alten Menschen selbst und/oder seinen Angehörigen als auch in der häuslichen Situation, dem „Drumherum", finden. Für einen Heimeinzug wird es meistens nicht nur einen Grund geben, sondern es kommen mehrere Bedingungen und Umstände zusammen. Auch deshalb ist es niemals die „Schuld" oder das Versagen der Angehörigen, wenn die Pflege zuhause zu Gunsten einer Heimversorgung abgegeben wird.

2.1   Gründe, die den pflegebedürftigen, älteren Menschen betreffen

Die Gründe, die einen Heimeinzug bei älteren Menschen zur Folge haben können, sind gut untersucht und ihre Auflistung ist umfangreich (Stiefler et al. 2020; Neubert 2017; Luppa et al. 2010). Sehr oft untersuchte und nachgewiesene Gründe sind:

* höheres Alter
* schlechter Gesundheitszustand
* psychiatrische Symptome
* kognitive und funktionale Einschränkungen, die das Bewerkstelligen des täglichen Lebens erschweren
* eine Demenzerkrankung
* frühere Heimaufenthalte
* höhere Anzahl von Krankenhausaufenthalten
* Einnahme mehrerer Medikamente
* Untergewicht
* geringere Lebenszufriedenheit

Gründe, die bisher weniger stark nachgewiesen werden konnten, und Gründe, für die nicht klar ist, ob sie tatsächlich einen Heimeinzug begünstigen, sind (Luppa et al. 2010):

* alleinlebend und/oder unverheiratet sein (Single, verwitwet, geschieden)
* schwaches soziales Netzwerk
* männliches Geschlecht
* geringer Bildungsstand
* geringes Einkommen oder nicht (mehr) erwerbstätig zu sein
* Stürze
* Erkrankungen wie Schlaganfall, Bluthochdruck, Atemwegs- und Lungenerkrankungen, Diabetes, Inkontinenz, Depression, Arthritis, Infektionen
* Schmerzen
* Krankenhausaufenthalte
* geringe Aktivität und/oder Teilhabe am kulturellen Leben

Die genannten Ursachen lassen sich zu zwei wesentlichen Bedingungen zusammenfassen: erstens sind es kognitive und/oder funktionale Einschränkungen des älteren Menschen, die das tägliche Leben Zuhause erschweren, und zweitens fehlt es gleichzeitig an Unterstützung, diese auszugleichen (Luppa et al. 2010). Auch kann dahingehend unterschieden werden, ob es sich um akute Ereignisse handelt (z. B. wie am Kapitelanfang beschrieben, ein Sturz mit anschließendem Krankenhausaufenthalt) oder ob sich der Zustand des älteren Menschen über die Zeit verschlechtert und sich der Punkt, an dem es Zuhause nicht mehr geht, erst nach und nach zeigt.

Es gibt Studien, die die Gründe für einen Heimeinzug gezielt bei *Menschen mit Demenz* untersucht haben (vgl. Verbeek et al. 2015; Toot et al. 2017). Diese sind:

* starke kognitive Einschränkungen
* neuropsychologische Symptome, z. B. Verhaltensauffälligkeiten, herausforderndes oder aggressives Verhalten, Wahnvorstellungen
* starke Abhängigkeiten in der Bewerkstelligung des täglichen Lebens, auch das Nicht-Erkennen von Gefahrensituationen in der Haushaltsführung
* alleinlebend
* Begleiterkrankungen, z. B. Depression

* körperliche Funktionseinbußen (z. B. aufgrund von Frakturen, geringere Mobilität, andere Erkrankungen)
* körperliche oder/und seelische Unruhezustände (Neurasthenie)

Weitere Bedingungen, die untersucht wurden, sind Anzahl der Krankenhausaufenthalte, Arztbesuche, schlechtes Sehen und Hören sowie verschiedene Erkrankungen (Krebs, Diabetes, chronisch-obstruktive Lungenerkrankung, Herzerkrankungen, Schlaganfall, Arthritis, Inkontinenz). Diese zuletzt genannten Bedingungen scheinen aber bei *Menschen mit Demenz* nach dem bisherigen Forschungsstand nicht ausschlaggebend für einen Heimeinzug zu sein (Toot et al. 2017).

Die Ursachen, die bei der Entscheidung für den Heimeinzug eines *Menschen mit Demenz* am stärksten ins Gewicht fallen, sind die Abhängigkeiten in der Bewerkstelligung des täglichen Lebens und eine hohe Belastung der pflegenden Angehörigen (Verbeek et al. 2015). Im Vergleich zu pflegenden Angehörigen eines älteren Menschen ohne Demenz gelten die pflegenden Angehörigen eines *Menschen mit Demenz* als stärker belastet (Karg et al. 2018).

Angehörige von *Menschen mit Demenz* stellen sich vielleicht die Frage, ob es besser wäre, den Heimeinzug zu „planen", wenn sie oder er kognitiv noch nicht so stark beeinträchtigt ist. Eine einfache Antwort auf diese Frage lässt sich nicht geben, sondern dies kann vollkommen unterschiedlich sein. In dem einen Fall mag es sich als gut herausstellen, dass der Umzug früher stattfand, in einem anderen werden die Betroffenen berichten, dass es zu einem späteren Zeitpunkt für sie besser war. Der „beste" Zeitpunkt lässt sich also nicht anhand der aktuellen Symptomschwere bestimmen, sondern er bleibt immer individuell (Cole et al. 2018) und hängt zudem noch von allen anderen Faktoren ab, die in der jeweiligen Pflegesituation herrschen. Dennoch berichten erfahrene Pflegeheimmitarbeiter, dass sie bei einem früheren Einzug in den meisten Fällen einen Vorteil feststellen und dieser bezieht sich auf die Eingewöhnung. Ziehen *Menschen mit Demenz* früher, also mit milden oder mittelschweren Symptomen der Erkrankung, in eine Pflegeeinrichtung, gestaltet sich ihr Leben in der Einrichtung im Verlauf der Erkrankung oft leichter. Und zwar einfach, weil sie das Pflegeheim dann schon als eine vertraut gewordene und schützende Umgebung erleben und somit als sicheren Ort fühlen.

2.2 Gründe, die den pflegenden Angehörigen betreffen

Nicht nur der ältere, hilfe- und pflegebedürftige Mensch trägt Bedingungen in sich, die einen Heimeinzug begünstigen, sondern auch seine Angehörigen (Stiefler et al. 2020; Toot et al. 2017; Neubert 2017; Verbeek et al. 2015). Zu den bisher in Studien gezeigten Gründen zählen:

* starke Belastung durch die Pflege bis hin zum Erreichen der Belastungsgrenze
* höheres Alter der Pflegeperson
* Depression, Ängste
* Stress, aber auch Schlafmangel und/oder andauernde Müdigkeit
* wenn die Hauptpflegeperson nicht der Ehepartner oder die Ehepartnerin ist, sondern pflegende (Enkel-)Kinder, weiter entfernte Verwandte oder Nachbarn
* nicht zu wissen, welche Unterstützungsleistungen es gibt, oder diese nicht in Anspruch zu nehmen
* geringe soziale Unterstützung, z. B. von anderen Familienmitgliedern, Freunde, Nachbarn
* schlechter Gesundheitszustand oder Erkrankungen
* Einschränkungen in der Bewerkstelligung des täglichen Lebens
* Berufstätigkeit
* Schicksalsschläge oder andere Belastungen in der Familie
* geringe Lebenszufriedenheit und Unzufriedenheit mit der Rolle als pflegende Angehörige

Dagegen verringern eine grundsätzliche Zufriedenheit mit dem persönlichen Leben und eine gute Beziehung zum hilfe- oder pflegebedürftigen Verwandten die Wahrscheinlichkeit, dass er oder sie in ein Pflegeheim zieht (Toot et al. 2017).

Die hier genannten Gründe bedeuten, dass die Gesunderhaltung der pflegenden Angehörigen wesentlich dafür ist, dass die hilfebedürftigen Verwandten in der eigenen Häuslichkeit verbleiben können. Hier sind (Allgemein- und Fach-) Ärztinnen, Psychologinnen/Psychotherapeutinnen, Sozialarbeiterinnen und andere sozial ausgerichtete Akteure unseres Gesundheitssystems gefragt. Genauso ist aber auch jedem pflegenden Angehörigen ans Herz zu legen, gut für sich zu sorgen, denn nur dann hat er oder sie die körperliche und geistige Kraft, die Pflege zu bewerkstelligen.

2.3   Gründe, die in den Rahmenbedingungen der häuslichen Pflege liegen

Gründe, die den Rahmenbedingungen oder dem Umfeld der häuslichen Pflege zuzuordnen sind, sind nicht immer eindeutig von dem hilfe- oder pflegebedürftigen Menschen und seinen Angehörigen zu trennen. Um aber das Bild von betroffenen Familien vor der Entscheidung „Heimeinzug – ja oder nein?" zu vervollständigen, können die folgenden Ursachen genannt werden (Toot et al. 2017; Neubert 2017):

* architektonische Barrieren und dem Alter nicht angepasster Wohnraum in der Häuslichkeit
* hohe Wegezeiten der pflegenden Angehörigen, um zum hilfe- oder pflegebedürftigen Verwandten zu kommen
* hoher Koordinations- und Administrationsaufwand zur Gewährleistung der häuslichen Versorgung und Betreuung
* finanzielle Überlegungen, insbesondere bei Hauseigentum (siehe hierzu auch Kap. 5)
* ausgeschöpfte Ressourcen innerhalb der Familie oder des nahen Umfelds (Freunde, Nachbarn, Bekannte)
* Einstellung der Familie und Meinungen des nahen Umfelds zu einem Heimeinzug
* Zureden oder „Druck" von ärztlichen oder pflegerischen Personen
* Druck zur Entscheidung für den Heimplatz aufgrund von Wartelistenplätzen
* unzureichende Inanspruchnahme von Unterstützungsleistungen (u. a. Tagespflege, ambulanter Pflegedienst/Sozialstation, Haushaltshilfen). Aber auch eine hohe Anzahl in Anspruch genommener und damit ausgeschöpfter Unterstützungsleistungen kann dazu führen, dass ein Heimeinzug folgt.

All die genannten messbaren Gründe gehen mit dem individuellen Erleben der Zeit vor dem Heimeinzug, währenddessen und danach einher. Dieses Erleben ist bei den pflegenden Angehörigen – und genauso bei den zukünftigen Heimbewohnern – emotional vielschichtig und wird in Kap. 6 dieses Buches behandelt.

Betroffene Familien erleben die Zeit der Entscheidungsfindung für einen Heimplatz als sehr herausfordernd. Zudem ist diese Entscheidungsfindung stark von Vorbehalten gegenüber Pflegeheimen, finanziellen Fragen und den Meinungen des familiären Umfelds geprägt (Nguyen et al. 2018). Dem Gefühl, den älteren Menschen „abzuschieben", und dem Bewusst werden darüber, dass ein Pflegeheim die Endstation des Lebens sein kann, können betroffene Familien begegnen, indem sie sich so früh wie möglich verschiedene Pflegeheime anschauen. In Heimen, die eine offene Besuchskultur leben, ist es jederzeit gestattet, sich umzusehen. Natürlich gehört es zur Höflichkeit, dass die Besucherinnen sich selbst und ihr Anliegen kurz vorstellen. Auch ist es möglich, vorab und auch kurzfristig einen Termin für die Besichtigung zu vereinbaren. Dies hat den Vorteil, dass sich eine Mitarbeiterin Zeit für Auskünfte oder Fragen nehmen kann. Ebenso gibt es Pflegeheime, die regelmäßig „Tage der offenen Tür" anbieten. Auch nach solchen oder ähnlichen Angeboten zu fragen, kann sich also lohnen.

Auch negative Erfahrungen mit teilstationären Aufenthalten (Tagespflege, Kurzzeitpflege) können ausgeglichen werden, indem man sich selbst „neue" Eindrücke von anderen Einrichtungen verschafft. Bestehen keine eigenen Vorerfahrungen, dann beruhen die Vorbehalte gegenüber Pflegeheimen auf dem in der Öffentlichkeit und in den Medien leider sehr oft vorherrschenden negativen Bild der Versorgung in Pflegeheimen. Es wäre wünschenswert, wenn in der Pflege tätige Akteure sowie die Medien ein ausgewogenes Bild von Pflegeheimen vermitteln, denn sie sind vielerorts ein lebenswerter Platz für ältere Menschen.

> **Wichtig**
>
> *Angehörige eines zuhause lebenden älteren oder bereits hilfe- und pflegebedürftigen Menschen sollten sich frühzeitig zu Entlastungs-, Wohn- und Finanzierungsmöglichkeiten beraten lassen und sich selbst ein Bild von Pflegeheimen machen. Nur so kann die Entscheidung für ein bestimmtes Pflegeheim erleichtert werden, wenn ein vollstationärer, dauerhafter Aufenthalt nötig ist.*

Dieses Kapitel zeigt, welche Gründe vorliegen können, die einen Heimeinzug zur Folge haben, und es ist aus zweierlei Hinsicht hilfreich, als Angehörige die möglichen Ursachen für einen Heimeinzug zu erkennen. Erstens muss die Übergangsphase nicht als ein vollkommen überraschendes Ereignis erlebt werden, sondern kann durchaus als ein geplanter Prozess gestaltet werden. Dazu gehört aber auch, dass die Angehörigen die Ursachen, warum es zuhause nicht mehr funktioniert, frühzeitig (an-)erkennen sowie ihre eigenen Beweggründe nicht als Schwäche sehen, sondern offen kommunizieren. Zweitens ist es vielen Angehörigen nicht bewusst, dass sie durch das Offenlegen der Ursachen zu verlässlichen Partnern für das Pflegepersonal im Pflegeheim werden. Denn wenn den dortigen Pflegekräften die Ursachen für den

Heimeinzug umfassend bekannt sind, können sie die Angehörigen – und die neuen Heimbewohner – entsprechend ihren Bedarfen und Bedürfnissen im Übergangsprozess unterstützen (Afram et al. 2014). So wird in aller Regel eine für alle Seiten gelungene Eingewöhnungszeit möglich (vgl. Kap. 8 in diesem Buch).

Literatur

Afram B, Verbeek H, Bleijlevens MHC, Challis D, Leino-Kilp H, Karlsson S, Soto ME, Renom-Guiteras A, Saks K, Zabalegui A, Hamers JPH, on behalf of the RightTimePlaceCare consortium (2014) Predicting institutional long-term care admission in dementia: a mixed-methods study of informal caregivers' reports. J Adv Nurs 71(6):1351–1362. https://doi.org/10.1111/jan.12479

Cole L, Samsi K, Manthorpe J (2018) Is there an „optimal time" to move to a care home for a person with dementia? A systematic review of the literature. Int Psychogeriatr 1–22. https://doi.org/10.1017/S1041610218000364

Karg N, Gräßel E, Randzio O, Pendergrass A (2018) Dementia as a predictor of care-related quality of life in informal caregivers: a cross-sectional study to investigate differences in health-related outcomes between dementia and non-dementia caregivers. BMC Geriatr 18(1):189. https://doi.org/10.1186/s12877-018-0885-1

Luppa M, Luck T, Weyerer S, König H-H, Brähler E, Riedel-Heller S (2010) Prediction of institutionalization in the elderly. A systematic review. Age Ageing 39:31–38. https://doi.org/10.1093/ageing/afp202

Neubert L (2017) Das Warten auf einen Heimplatz aus Sicht der Angehörigen. In: Springer „Best of Pflege". Springer, Wiesbaden. ISBN 978-3-658-16439-3

Nguyen N, Renom-Guiteras A, Meyer G, Stephan A (2018) Umzug von Menschen mit Demenz in ein Pflegeheim. Eine qualitative Sekundäranalyse und Literaturübersicht zu Sichtweisen von pflegenden Angehörigen und professionellen Akteuren. Pflege 31(3):155–166

Stiefler S, Seibert K, Domhoff D, Görres S, Wolf-Ostermann K, Peschke D (2020) Einflussfaktoren für einen Heimeintritt bei bestehender Pflegebedürftigkeit – eine systematische Übersichtsarbeit. Z. Evid. Fortbild. Qual. Gesundh. wesen (ZEFQ) 153:60–75. https://doi.org/10.1016/j.zefq.2020.05.001

Toot S, Swinson T, Devine M, Challis D, Orrell M (2017) Causes of nursing home placement for older people with dementia: a systematic review and meta-analysis. Int Psychogeriatr 29(2):195–208. https://doi.org/10.1017/S1041610216001654

Verbeek H, Meyer G, Challis D, Zabalegui A, Soto ME, Saks K, Leino-Kilp H, Karlsson S, Hamers JPH, on behalf of the RightTimePlaceCare consortium (2015) Inter-country exploration of factors associated with admission to long-term institutional dementia care: evidence from the RightTimePlaceCare study. J Adv Nurs 71(6):1338–1350. https://doi.org/10.1111/jan.12663

3

Auswahl des neuen Zuhauses – Wie finde ich das passende Heim?

Die gepflegt wirkende Dame hatte es sich nicht leicht gemacht und nun saß sie vor der Mitarbeiterin einer Pflegeberatung. Sie wollte sich wegen eines Heimplatzes für ihre Mutter informieren. Erst hatte sie mit sich gerungen, ob es der Mutter überhaupt zuzumuten sei und dann fragte sie sich, was für ein Heim denn nun das Beste sei beziehungsweise was es dabei zu beachten gebe. Da ihre Mutter allmählich spürbar dement wurde, war sie sich zudem nicht sicher, welche Heime „solche Fälle" aufnehmen. Sie war sehr überrascht zu hören, dass heutzutage die Mehrzahl der Bewohnerinnen eines Heimes demenziell erkrankt ist, ihre Mutter ist also kein Einzelfall. Die Pflegeberaterin riet ihr, sich in Heimen in ihrem Wohnumfeld persönlich umzuschauen und mit den dortigen Heim- oder Pflegedienstleitungen zu sprechen. Ausgestattet mit den Anschriften der in Frage kommenden Einrichtungen verließ die Tochter die Pflegeberatung und machte sich Zuhause sofort daran, Besichtigungstermine zu vereinbaren.

3.1 Arten, Bezeichnungen und Träger

Für Pflegeheime gibt es heutzutage verschiedene Bezeichnungen, die unterschiedliche Arten von Pflegeheimen beschreiben wollen. Da aber keine der Bezeichnung rechtlich geschützt ist und sich die Unterscheidung zwischen verschiedenen Heimarten über die Zeit mehr und mehr aufgelöst hat, können die heute noch bestehenden unterschiedlichen Begriffe verwirrend sein. Grundsätzlich meinen die Bezeichnungen Pflegeheim, Altenheim, Altersheim, Seniorenheim oder Seniorenresidenz alle dasselbe, nämlich, eine stationäre Wohneinrichtung für mehr oder weniger pflegebedürftige Senioren.

© Springer-Verlag GmbH Deutschland, ein Teil von Springer Nature 2022
L. Neubert, K. Neubert, *Das richtige Pflegeheim finden*,
https://doi.org/10.1007/978-3-662-64480-5_3

In der Vergangenheit war das Altenheim eine Wohneinrichtung für Seniorinnen, die nicht unbedingt intensive Pflege benötigten. Durch die wachsende Beliebtheit von sogenannten alternativen Wohnformen wie Betreutes Wohnen (eigenständige Wohnung, ggf. mit Anschluss an einen ambulanten Pflegedienst oder eine stationäre Einrichtung mit umfassenden Serviceleistungen), wurden die ursprünglichen Altenheime nach und nach ersetzt (Pflege.de 2019). Ältere Menschen, die heute in ein Senioren- oder Pflegeheim ziehen, benötigen in der Regel bereits umfassende Unterstützung und Pflege. Dies spiegelt sich auch in dem Umstand wider, dass Heimbewohner im Pflegegrad 1 lediglich ein Zuschuss von 125 Euro zu den Pflegekosten gewährt wird, wenn sie in einem Pflegeheim leben. Erst ab Pflegegrad 2 übernimmt die Pflegekasse einen Großteil der Pflegekosten (siehe hierzu Kap. 5). Somit trägt diese staatliche Regelung – neben dem Wunsch vieler Seniorinnen so lange wie möglich Zuhause zu leben – dazu bei, dass Pflegeheime erst ab einem höheren Pflegegrad eine mögliche Wohnform im Alter sind. Wann es zu einem Heimeinzug kommt, wurde in Kap. 2 ausführlich beschrieben. Zusammengefasst lässt sich sagen, dass pflegebedürftige Senioren dann in ein Pflegeheim umziehen, wenn ihr Pflegebedarf durch die Angehörigen und/oder durch ambulante sowie teilstationäre Versorgungsangebote (Pflegedienst, Tages-, Nachtpflege) nicht mehr gedeckt werden kann, wenn sie alleinstehend sind und/oder wenn der Wohnraum dem Pflegebedarf nicht entsprechend angepasst ist.

In der Geschichte der Altenheime trat also über die Zeit das reine Wohnen in den Hintergrund. Aus den Altenheimen wurden die heutigen Pflegeheime bzw. Mischeinrichtungen, die betreutes Wohnen und intensivere Pflege kombiniert anbieten (Pflege.de 2019). Viele Pflegeheime sind heutzutage auf die Pflege und Betreuung von *Menschen mit Demenz* spezialisiert, denn gerade für diese Zielgruppe bieten Pflegeheime eine sichere und ihren Bedarfen angepasste Umgebung, wenn es Zuhause nicht mehr geht.

Das Wort *Seniorenresidenz* suggeriert, dass es sich hierbei um eine Wohnform für eine finanziell gehobene Klientel handelt. Tatsächlich trifft dies auch oft zu, aber nicht immer, da auch Seniorenresidenz kein geschützter Begriff ist. Die Kosten einer solchen Versorgungsform liegen weit über den branchenüblichen Preisen von Pflegeheimen, denn eine *Residenz* für vermögendere Bewohnerinnen ähnelt in ihrer Ausstattung einem 4- oder 5-Sterne-Hotel. *Residenzen* verbinden Betreutes Wohnen im eigenen Zimmer oder Appartement mit gemeinsam genutzten Räumen für Service- und Freizeitangebote. Es gibt nicht nur Zimmer, sondern auch Appartements, Suiten oder ganze Wohnungen in hochwertiger Ausstattung und Ambiente zu mieten. Die Mahlzeiten werden à la carte zubereitet. In den Veranstaltungsräumen finden Filmvorführungen oder Konzerte statt, es gibt einen Fahrdienst, eine Spa-Abteilung, Pools und/oder Schwimmbad, Einkaufsmöglichkeiten im Objekt, einen täglich verfügbaren Arzt und besonders gepflegte Garten oder Parkanlagen. Senioren, die in eine *Residenz* ziehen, sind meist noch nicht pflegebedürftig (haben also keinen Pflegegrad) und in der Regel nehmen *Residenzen* keine Menschen mit Demenz auf. Zeigen sich aber im Verlauf des Aufenthaltes Anzeichen einer solchen Erkrankung, so wird dies in leichteren Fällen noch toleriert, in schwereren Stadien werden die Erkrankten dann jedoch in eine andere Einrichtung verlegt oder innerhalb der *Residenz* in einem auf die besonderen Bedarfe ausgelegten Bereich versorgt. Die Versorgung von pflegebedürftigen Menschen – ob mit oder ohne Demenz – in einer *Residenz* kann ganz unterschiedlich organisiert sein. Es gibt *Seniorenresidenzen*, die nur einen externen ambulanten Pflegedienst beschäftigen und somit nicht bei Pflegebedürftigkeit geeignet sind. Andere verfügen über einen hauseigenen ambulanten Pflegedienst, welcher mindestens untertags vor Ort ist, oder über eine Pflegestation, die eine Rundumversorgung ermöglicht. Wieder andere *Residenzen* sind einem Pflegeheim angegliedert, in welchem die üblichen Pflegeleistungen jederzeit verfügbar sind.

Des Weiteren können Pflegeheime nach ihren *Trägern* unterschieden werden. Der Träger ist eine natürliche oder juristische Person, die ein Alten- oder Pflegeheim betreibt. Der Träger ist für die Bereitstellung von Personal und Arbeitsmitteln zuständig und kommt für alle anfallenden Kosten auf. Er ist für den reibungslosen Betrieb der Einrichtung verantwortlich. In Deutschland gibt es drei verschiedene Arten (Statistisches Bundesamt 2019):

* *Öffentliche Träger*
  In öffentlicher Trägerschaft sind Einrichtungen, die von kommunalen Trägern (z. B. von Gemeinden oder Kreisen) betrieben werden. Hierzu gehören kommunale Betriebe in privater Rechtsform (z. B. GmbH), kommunale Eigenbetriebe sowie Regiebetriebe der kommunalen Verwaltung. Sonstige öffentliche Träger können z. B. der Bund, ein Land, ein höherer Kommunalverband oder eine Stiftung des öffentlichen Rechts sein.
* *Freigemeinnützige Träger*
  Hier sind Träger der freien Wohlfahrtspflege (einschließlich der Religionsgemeinschaften des öffentlichen Rechts) gemeint. Dazu gehören sechs Spitzenverbände: Arbeiterwohlfahrt, Deutscher Caritasverband, Deutscher Paritätischer Wohlfahrtsverband, Deutsches Rotes Kreuz, Diakonie der Evangelischen Kirche in Deutschland, Zentralwohlfahrtsstelle der Juden in Deutschland sowie die Religionsgemeinschaften des öffentli-

chen Rechts. Daneben gibt es noch sonstige gemeinnützige Träger, die keinem der sechs Spitzenverbände angeschlossen sind.

* *Private Träger*

    Privat-gewerbliche Träger unterhalten kleine einzelne Einrichtungen oder große Pflegeheim-Ketten, z. B. *Pro Seniore*, *Kursana* oder *Vitanas*.

Der Großteil der Pflegeheime in Deutschland ist in freigemeinnütziger oder privater Trägerschaft, während verhältnismäßig wenige Einrichtungen von öffentlichen Anbietern betrieben werden. Im Gegensatz zu freigemeinnützigen oder privaten Trägern zeichnen sich öffentliche Träger dadurch aus, dass sie ihre Beschäftigten grundsätzlich nach dem Tarifvertrag für den Öffentlichen Dienst (TVöD), also tarifrechtlich sowie mit Sondervergütungen wie Weihnachts- und Urlaubsgeld und oft auch leistungsorientierten Zusatzzahlungen entlohnen – zumindest so lange sie nicht in eine Gesellschaft mit beschränkter Haftung (GmbH) umgewandelt werden.

Je nach Region, insbesondere in dicht besiedelten Gebieten, kann es also verschiedene Einrichtungen mit unterschiedlichen Bezeichnungen im Namen und in unterschiedlicher Trägerschaft geben. Doch der Name oder die Trägerschaft sagen nichts über die Qualität des Leistungsangebots einer Einrichtung aus. Die Qualität ist abhängig von

* der persönlichen und fachlichen Qualifikation des Personals,
* der Zahl der Mitarbeiter in der Pflege (der sich im Stellenschlüssel zeigt), aber auch der weiteren Mitarbeiterinnen z. B. in der sozialen Betreuung,
* der baulichen Beschaffenheit,
* der Sachausstattung der jeweiligen Einrichtung,
* und der Professionalität des Betriebsmanagements, in welchem das Wohl der Bewohnerinnen und des Personals gleichermaßen Beachtung finden sollte.

Einrichtungen eines Trägers, der mehrere Häuser betreibt, werden von einer Zentrale aus verwaltet. Liegt dieser Verwaltungssitz nicht am gleichen Ort wie die einzelne Einrichtung, haben die Mitarbeiter des Verwaltungssitzes oft keinen direkten persönlichen Kontakt zu den Bewohnerinnen. Hierfür hat jede Einrichtung – egal ob eines kleinen oder großen Trägers – Einrichtungsleiter, die zum einen dafür verantwortlich sind, die organisatorischen und wirtschaftlichen Vorgaben des Trägers in der jeweiligen Einrichtung umzusetzen. Zum anderen haben sie Kontakt zu den Bewohnerinnen und sind im Pflegeheimalltag – neben anderen leitenden Mitarbeiterinnen wie Pflegedienstleitung, Stations- oder Wohnbereichsleitung – ein wichtiger Ansprechpartner für die Bewohner und deren Angehörige (BIVA 2019).

> **Tipp**
>
> *Es gibt verschiedene Bezeichnungen und Träger für Einrichtungen, die Unterkunft, Verpflegung und (pflegerische) Betreuung für Senioren anbieten. Bei der Suche nach einem Pflegeheim sollten die Einrichtungsbezeichnung oder der Betreiber, wenn überhaupt, eine untergeordnete Rolle spielen.*

3.2   Suche nach einem passenden Pflegeheim

In den meisten Fällen sind es die Angehörigen (allein), die ein Pflegeheim auswählen. Ältere und/oder pflegebedürftige Menschen möchten oder können aufgrund mentaler oder psychischer Einschränkungen nicht immer die Auswahl mitentscheiden und nur wenige von ihnen möchten die Entscheidung selbst treffen. Sind keine Angehörigen verfügbar, wählen in wenigen Fällen eine amtliche Behörde oder Betreuer ein Pflegeheim aus (Sulmann et al. 2019). Es sind also hauptsächlich die Angehörigen, die sich auf die Suche nach einem passenden Pflegeheim begeben. Wie ist dabei aber am besten vorzugehen?

Eine kürzlich durchgeführte Bevölkerungsbefragung ergab, dass Angehörige (und auch pflegebedürftige Menschen) zur Auswahl eines Pflegeheims die folgenden Informationsquellen nutzen (Sulmann et al. 2019):

- Pflegeheime vor Ort besichtigen
- Empfehlungen von Freunden, Bekannten oder Familie
- Empfehlungen von Ärzten
- Bewertungen der Pflegeheime lesen
- Empfehlungen von Beratungsstellen
- Internet
- Informationsbroschüren

Von diesen genannten Informationsquellen ist die wichtigste Entscheidungsgrundlage der persönliche Eindruck vor Ort. Das heißt, dass Angehörige, die eine bewusste Entscheidung für einen Heimplatz treffen möchten, nicht umhinkommen, Einrichtungen selbst zu besichtigen. Die eigenen Eindrücke können dann durch Empfehlungen von anderen Personen (z. B. Verwandte, Freundinnen, Ärztinnen) oder Informationen aus dem Internet ergänzt werden. Großes Vertrauen kann Heimen geschenkt werden, welche von mehreren Bekannten oder Ärzten empfohlen werden. Es gibt keinen besseren Befürworter für eine Einrichtung als eine sich wiederholende positive „Mund-zu-Mund-Propaganda".

Es gibt also verschiedene Möglichkeiten, sich über in Frage kommende Pflegeheime zu informieren, wobei – um es noch einmal zu betonen – die Vor-Ort-Besichtigung die wichtigste Informationsquelle und Entscheidungsgrundlage sein sollte. Um eine (Vor-) Auswahl an zu besichtigenden Einrichtungen zu treffen (sofern der Wohnort oder die Region über mehrere Einrichtungen verfügt) oder um die Eindrücke der Besichtigung sich noch mal vor Augen zu führen, können Informationen aus dem Internet helfen.

Online-Datenbanken, die mögliche Einrichtungen vor Ort und deren Ausstattung auflisten, sind beispielsweise:

* AOK Pflege-Navigator: www.pflege-navigator.de
* Heimverzeichnis: www.heimverzeichnis.de
* Private Krankenversicherung: www.pflegeberatung.de
* vdek-Pflegelotse: www.pflegelotse.de

Beratungsstellen wie zum Beispiel die sogenannten Pflegestützpunkte (https://www.zqp.de/beratung-pflege/#/home) können weitere Anlaufstellen sein, wo Informationen über Pflegeheime in der Region eingeholt werden können. Auch die Informationsbroschüren oder Webseiten von Pflegeheimen bieten gute Möglichkeiten, die Angebote zu sichten und zu vergleichen.

Sind in Frage kommende Pflegeheime ausgewählt, gilt es genauer hinzusehen. Hierzu kann es helfen, wenn Angehörige (und die künftigen Heimbewohner) die für sie wichtigen Kriterien für ein Pflegeheim benennen und sich zu diesen dann gezielt die nötigen Informationen beschaffen. Im nächsten Abschnitt werden Kriterien vorgestellt, die bei der Entscheidungsfindung helfen können.

3.3   Kriterien zur Auswahl eines Pflegeheims

Neben der Frage, wie die Informationen gewonnen werden können, müssen sich Angehörige darüber im Klaren sein, was sie über die zur Auswahl stehenden Einrichtungen wissen möchten. Fragen könnten zum Beispiel sein, wie ist die pflegerische Qualität oder wie ist die Erreichbarkeit des Pflegeheims für die Angehörigen?

Deutsche Forscher (Sonntag et al. 2017; Sulmann et al. 2019) wollten wissen, welche Informationen über eine Pflegeeinrichtung für pflegebedürftige

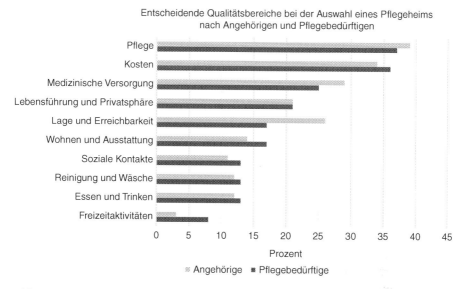

Abb. 3.1 Antworten (in Prozent) von Angehörigen vs. pflegebedürftigen Menschen bei der Antwortkategorie „entscheidend" zur Bewertung der abgefragten Qualitätsbereiche (eigene Darstellung nach Sulmann et al. 2019)

Menschen und Angehörige wichtig sind, die auf der Suche nach einem Pflegeheim sind. Um das zu untersuchen, ordneten die Forscherinnen 79 Einzelqualitätskriterien in zehn Qualitätsbereiche ein. Diese Qualitätsbereiche umfassen sämtliche Informationen, die für die Auswahl eines Pflegeheims wichtig sein können. In der bereits genannten Bevölkerungsbefragung wurden sowohl pflegebedürftige Menschen als auch Angehörige um Auskunft gebeten. Die folgende Abbildung zeigt entscheidende Qualitätsbereiche bei der Auswahl einer stationären Pflegeeinrichtung, unterschieden zwischen Angehörigen und Pflegebedürftigen (Abb. 3.1):

Die befragten Angehörigen und pflegebedürftigen Menschen nannten drei Qualitätsbereiche, die für sie bei der Auswahl eines Pflegeheims am entscheidendsten sind: die *Pflege*, die erhaltenen *Informationen über die Kosten* des Heimplatzes und die *medizinische Versorgung*. Auffällige, aber verständliche, Unterschiede zwischen den Antworthäufigkeiten von Angehörigen und pflegebedürftigen Menschen sind nur in den Bereichen *Lage und Erreichbarkeit*, *Wohnen und Ausstattung* und *Freizeitaktivitäten* zu finden. Angehörigen ist eine gute Lage und Erreichbarkeit des Pflegeheims wichtiger als den künftigen Bewohnerinnen, während diesen z. B. die Ausstattung des Pflegeheims und die dort angebotenen Freizeitaktivitäten oder die Verköstigung bedeutsamer sind.

Sowohl für die Angehörigen als auch für die pflegebedürftigen Menschen ist der Qualitätsbereich der Pflege der entscheidendste Aspekt bei der Auswahl eines Pflegeheims. Deswegen werden die Einzelkriterien dieses Qualitätsbereichs gesondert vorgestellt (Sulmann et al. 2019):

* Sich aussuchen können, ob man von einer männlichen oder weiblichen Pflegekraft versorgt wird
* Dass die Pflege in Muttersprache erbracht wird
* Gut ausgebildetes Pflegepersonal
* Eine an die Bedürfnisse angepasste Pflege
* Eine sorgfältig durchgeführte Pflege
* Dass sich Zeit für persönliche Zuwendung und Gespräche genommen wird
* Dass sich viel Zeit für die Pflege genommen wird
* Dass sich das Pflegepersonal respektvoll verhält
* Feste Ansprechpartner vor Ort
* Dass genügend Pflegepersonal angestellt ist
* Seltener Wechsel des Pflegepersonals

Beinahe jedes dieser Einzelkriterien wurde von den befragten Angehörigen und pflegebedürftigen Menschen mit „sehr wichtig" bewertet (Sulmann et al. 2019). Das heißt, dass Angehörige keines der genannten Kriterien bevorzugt in ihre Bewertung einfließen lassen, sondern umfassend an der Pflegequalität einer Einrichtung interessiert sind. In der Praxis zeigt sich, dass sich diese Kriterien (bis auf die Ausbildungsqualität der Pflegefachkräfte und der Landessprache) in einer Eigenschaft gebündelt wiederfinden: nämlich in der Empathie (Fähigkeit, sich in andere Personen einzufühlen) aller in der Pflegeeinrichtung Arbeitenden. Wenn sich Heimbewohner und ihre Angehörigen gut aufgehoben wissen und angenommen fühlen, dann wird eine Heimunterbringung als entlastend, zufriedenstellend und als richtige Entscheidung erlebt. Deshalb kann es nur im Sinne der Heimbetreiber sein, den Angehörigen und künftigen Bewohnerinnen die nötigen Informationen von sich aus oder spätestens auf Nachfrage ehrlich zur Verfügung zu stellen.

Basierend auf den oben genannten Qualitätsbereichen sind folgende zehn Punkte zu nennen, die bei der Wahl eines Pflegeheims wichtig sind (vgl. ZQP 2019):

1 Ärztliche Versorgung und Notdienste
- Behandlung durch gewohnte Ärzte
- ärztliche Rufbereitschaft rund um die Uhr
- direkte Versorgung durch Allgemein-, Fach- und Zahnärztinnen im Pflegeheim
2 Essen und Trinken
- vor Ort zubereitete und abwechslungsreiche Speisen und Getränke
- Beachtung spezieller Wünsche
- flexible Essenszeiten
3 Freizeit und soziale Kontakte
- organisierte Ausflüge
- kulturelle Veranstaltungen
- sportliche Angebote
- Fahr- und Begleitdienste
- Soziale Gruppen- und Einzelbetreuungsangebote
4 Grundhaltung und Umgang
- respektvolle Kommunikation
- warmherziger Umgang und aufrichtige Zuwendung
- Achtung der Privatsphäre
- Pflegende mit der eigenen Muttersprache
- gleichgeschlechtliche Pflege möglich
5 Lage und Erreichbarkeit
- in der Nähe von Familie und Freundeskreis
- nahe der bisherigen Wohnung
- öffentliche Verkehrsmittel in der Nähe
6 Prävention und Gesundheitsförderung
- Förderung körperlicher und geistiger Fähigkeiten
- spezielle Angebote für Menschen mit Demenz
7 Räume und Ausstattung
- moderne Einrichtung und Technik
- Einzelzimmer, eigenes Bad
- Mitbringen von Möbeln, Bildern oder Haustieren (deren Versorgung jedoch in
  der Regel von den Angehörigen erbracht werden muss)
8 Selbstbestimmung und Lebensführung
- Bewohner-Bedürfnisse im Mittelpunkt
- selbstbestimmter Tagesablauf
- Beibehalten von Gewohnheiten
- Unterstützung bei religiösen Ritualen
9 Sicherheit und Gewaltprävention
- Qualifikation des Personals
- Schutz vor Gesundheitsgefahren wie Infektionen oder Druckgeschwüre, aber
  auch verfrühte Immobilität, professioneller Umgang mit herausforderndem
  Verhalten
- Verzicht auf freiheitsentziehende Maßnahmen (FEM) wie Fixierungen
- Professioneller Umgang mit herausforderndem Verhalten
10 Umgebung und Außenbereiche
- ruhig gelegen
- schöner Ausblick
- Cafés und Geschäfte in der Nähe
- Terrasse oder Garten

Um sich zu den genannten Punkten die nötigen Informationen zu beschaffen, kann es helfen, eine Pflegeberatung (z. B. in einem Pflegestützpunkt) in Anspruch zu nehmen. Auch kann es sein, dass nicht alle Punkte gleich wichtig sind, sondern je nach individueller Situation der künftigen Heimbewohnerin und seinen Angehörigen unterschiedlich zu bewerten sind (ZQP 2019). Ein Beispiel dafür ist der zunächst verständliche Wunsch nach einem Einzelzimmer. Geht es aber um *Menschen mit fortgeschrittener Demenz*, plädieren Pflegeerfahrene dagegen. Denn diese Bewohner halten sich höchst ungern in Einzelzimmern auf. Zum einen sind sie ihnen fremd, denn ihr Zuhause, welches sie vermissen, liegt weit in ihrer Kindheit oder Jugend zurück und das Pflegeheimzimmer wird auch mit den oft gut gemeinten Einrichtungsgegenständen aus ihrer jüngeren Vergangenheit nicht vertrauter. Zum anderen suchen sie aufgrund ihrer großen und ständigen Verunsicherung (wo sie sind, wer sie sind, wem sie begegnen) stets die Nähe zu anderen Menschen. Deswegen spielt sich das Leben von *Menschen mit Demenz* untertags auf den Fluren und den Gemeinschaftsbereichen ab. Zur Nacht kann ihre Verunsicherung noch größer werden. So schlafen sie wesentlich besser ein und durch, wenn sie in der Nähe von jemandem liegen und dessen Atmen hören. Das gibt ihnen die Sicherheit, nicht allein zu sein. Es gibt Einrichtungen, die in dieser Hinsicht noch weitergehen und sogenannte Pflegeoasen nutzen. Darunter versteht man ein besonderes Wohn- und Pflegekonzept, indem mehrere Menschen mit schweren körperlichen und/oder geistigen Einschränkungen zusammen in einem geschützten Raum leben und schlafen. Eine weitere, in Deutschland bisher kaum vertretene Form der Betreuung sind die sogenannten Demenzdörfer (bspw. die Pflegeeinrichtung „Tönebön am See" in Hameln, weitere Informationen unter https://www.toeneboen-stiftung.de/pflegeheim/toeneboen-am-see/index.html).

Auch im Internet gibt es verschiedene Checklisten, die bei der Auswahl eines Pflegeheims helfen können. Beispiele sind:

* Weiße Liste (Bertelsmann Stiftung): https://www.weisse-liste.de/de/pflege/pflegeheimcheckliste/
* AOK Die Gesundheitskasse: https://www.aok.de (Stichwort: Stationäre Pflege Checkliste)
* Verbraucherzentrale: https://www.verbraucherzentrale.de/ (Stichwort: So finden Sie das passende Pflegeheim)
* Checkliste für Heimbesuche in Heimen mit Demenzschwerpunkt: https://www.demenznetz.info/files/demenznetz/downloads/Netzwerkkarte/Checkliste-Heimaufnahme-bei-Demenz-Angehoerigenrat.pdf

Am besten ist es, wenn sich Angehörige (und ggf. der künftige Heimbewohner) für eine Checkliste entscheiden und sie dann für sich (oder gemeinsam) durchgehen, ob alle für sie wichtigen Punkte erfasst sind. Vielleicht
gibt es noch andere Punkte, die nicht aufgeführt, ihnen aber wichtig sind. Mit
diesen Punkten im Gepäck geht es dann in die in Frage kommenden Pflegeheime, um sich selbst einen Eindruck zu verschaffen – und zwar im Idealfall
noch bevor der Umzug richtig dringend wird. Sehr zu empfehlen sind die
4-seitigen Informationen zur Suche nach einem Pflegeheim des Zentrums für
Qualität in der Pflege (ZQP 2019):

> **Tipp**
>
> *Das Zentrum für Qualität in der Pflege (ZQP) hat für Angehörige die wichtigs-
> ten Hinweise zur Suche nach einem Pflegeheim kurz und bündig aufbereitet.
> Sie sind online unter https://www.zqp.de/wp-content/uploads/ZQP-Einblick-
> Pflegeheimsuche.pdf zu finden. Ein weiterer hilfreicher Beitrag des ZQP ist der
> Ratgeber „Stationäre Pflege – Gute professionelle Pflege erkennen", der unter
> https://www.zqp.de/pflegequalitaet-stationaer/ zu finden ist.*

Ob Angehörige nun ohne oder mit Vorbereitung und ggf. mithilfe einer
der genannten Checklisten an die Auswahl eines Pflegeheimes herangehen,
grundsätzlich zu empfehlen ist, beim Kennenlernen der Heim- oder Pflegedienstleitung darauf zu achten, wie sie sich als Angehörige wahrgenommen
fühlen. In diesem Erstkontakt lässt sich schon viel vom Klima in der Einrichtung „erspüren". Beim Gang über die Wohnbereiche ist insbesondere darauf zu achten, wie die Pflegenden mit den Bewohnerinnen umgehen (z. B. wir-
ken sie ruhig und zugewandt oder „gehetzt", wie ist der allgemeine
Umgangston, sind die Aufenthaltsräume freundlich gestaltet und durchaus
auch wie riecht es? Wenngleich es durchaus möglich sein kann, dass von
einem Bewohner ein unschöner Geruch ausgeht, weil eben gerade ein Mal-
heur passiert ist und dieses noch nicht bemerkt wurde). Gut ist es auch, nach
der Häufigkeit und den Inhalten der sozialen Betreuung zu fragen und welche
Rolle die Biografie der Bewohner im Heimalltag spielt (z. B. wie wird sie in
den Aktivitäten des täglichen Lebens berücksichtigt). Auch die Gestaltung
der Wohnbereiche, etwa ob jahreszeitlich dekoriert und ob es sauber ist, ist
schnell auf den ersten Blick zu erfassen und spricht für das Leben in dem jeweiligen Heim. Allein die im Internet veröffentlichten Qualitätsbewertungen
für die Entscheidung zu nutzen, ist nicht aussagekräftig genug, denn meist
bilden sie nur Momentaufnahmen vom Tag der Prüfung durch den Medizinischen Dienst der Krankenkassen (MDK) ab. Außer bei sehr negativen Be-

wertungen sind durchaus Zweifel angebracht. Seit 2021 gibt es diese Art der MDK-Prüfungen sowie die Veröffentlichung der „Pflegenoten" nicht mehr. Zum Zeitpunkt des Schreibens an diesem Ratgeber war noch nicht schlüssig bekannt, wie die Qualitätskriterien künftig den Interessenten zugänglich gemacht werden. Ob das Ambiente der in Frage kommenden Heime entweder modern oder eher traditionell sein sollte, ist letztlich Geschmackssache. Ein wohnliches Ambiente verfügt zum Beispiel neben den Zimmern der Bewohnerinnen noch über weitere Rückzugsorte wie Sitzecken mit bequemen Sitz- und Liegestühlen. Letztlich aber sind es die künftigen Heimbewohner, die ihr neues Zuhause als wohnlich und das Personal als warmherzig empfinden sollten. Dies sollten die Angehörigen bei der Entscheidung für eine Einrichtung im Auge behalten, und zwar auch dann, wenn beispielsweise die Wohnausstattung der gewählten Einrichtung nicht ihrem persönlichen Geschmack oder ihren Präferenzen entspricht, eben, weil diese andere sind als die der künftigen Bewohnerin.

3.4   Wie spreche ich das Thema Heimeinzug an?

Eine wichtige und oft auch heikle Frage ist: „Wann und wie spreche ich das Thema Heimeinzug bei meinem pflegebedürftigen Angehörigen an?" Im Idealfall spricht der potenzielle Heimbewohner dieses Thema selbst mal an. Doch die Erfahrungen zeigen immer wieder, dass dies weit weniger zutrifft. Meist gibt es Vorbehalte bis hin zum kategorischen Satz: „Ich gehe niemals in ein Heim". Sind die Betreffenden geistig klar, so gilt ihr Wort, denn niemand kann gegen seinen Willen in ein Seniorenheim gebracht werden. Es bedarf dann oft Geduld, Offenheit, Einfühlungsvermögen und möglicherweise ebenso Unterstützung durch z. B. den Hausarzt oder den ambulanten Pflegedienst, sowie immer wieder auch den Verweis auf die physischen wie auch psychischen Belastungen der pflegenden Angehörigen selbst, die mit den ausgehenden Kräften einhergehen, um doch ein Umdenken zu bewirken. Grundsätzlich ist es von Vorteil, wenn in dieser Frage alle an der Pflege Beteiligten an einem Strang ziehen und jeder dem Heimaufenthalt zustimmt. Ist dies nicht gegeben, zählt dann hauptsächlich die Meinung der Person oder Personen, die in einer Vollmacht benannt ist bzw. sind. Aber auch diese sollte(n) sich nicht über die Haltung des Betroffenen hinwegsetzen. Hier zeigt sich wieder, wie wichtig eine Versorgungsvollmacht als auch eine Patientenverfügung ist.

> *Ist der pflegebedürftige Mensch geistig klar, so gilt sein Wort. Er kann nicht gegen seinen Willen in ein Seniorenheim gebracht werden. Eine per Vollmacht benannte Person kann den Willen eines nicht mehr auskunftsfähigen Menschen vertreten, deshalb ist es so wichtig, in gesunden Tagen eine Versorgungsvollmacht und eine Patientenverfügung zu erstellen.*

Grundsätzlich gilt immer, dem zu Betreuenden die Wahrheit zu sagen. Und zur Wahrheit kann auch gehören, dass der Heimaufenthalt zunächst (z. B. für die Zeit der Kurzzeitpflege, Verhinderungspflege) begrenzt ist und dann weiter entschieden werden kann. Daneben gibt es jederzeit die Möglichkeit, einen Heimaufenthalt auch zu beenden. Kündigungsfristen gibt es dafür nicht mehr. Oft ist immer noch die Vorstellung fest verankert, dass der Einzug in ein Pflegeheim unumkehrbar ist, doch das stimmt nicht. Es gibt durchaus immer wieder (wenn auch eher seltene) Beispiele von zunächst schwerer pflegebedürftigen Bewohnern, die sich dann soweit erholt haben, dass sie tatsächlich wieder eigenständiger oder mit geringer Hilfe in ihrem Zuhause leben können. Auch gibt es Einrichtungen, welche ein „Probewohnen" anbieten.

Stimmen nun weder der pflegebedürftige Mensch und/oder auch ein Teil der Angehörigen einem Heimeinzug nicht zu, sollte alles getan werden, um weiterhin die Pflege im häuslichen Bereich sicher zu stellen (z. B. mit Hilfe eines ambulanten Pflegedienstes, einer 24-h-Pflege, einer Haushaltshilfe, durch Angehörigenpflegezeit u. a.). Oder aber und das ist eine andere, wenn auch etwas unorthodoxe, Alternative, die es aber in dieser Form auch bereits geben hat. In diesem Fall wollen pflegebedürftige, zuhause lebende Menschen, die geistig vollkommen klar sind, nicht verstehen, dass sie der Pflege bedürfen und/oder sie sehen nicht, dass ihre Versorgung – trotz Zuhilfenahme ambulanter Versorgungsleistungen – ihre Angehörigen überfordert oder diese zu weit weg wohnen und/oder andere berufliche wie familiäre Verpflichtungen haben, die es ihnen schlicht nicht ermöglichen, die benötigte Hilfe zu leisten. Die Pflegebedürftigen lehnen also vehement einen Heimeinzug ab oder wollen das Heim partout wieder verlassen. Selbstverständlich können sie eine Heimversorgung verweigern, doch dann müssen sie sich selbst um die (Weiter-) Versorgung kümmern. Denn ebenso wie sie, dürfen sich auch ihre Angehörigen ablehnend entscheiden, genau dieses Kümmern zu übernehmen. Ja, es gibt eine gewisse moralische Pflicht und es ist sicher humaner sowie empathischer ihr nachzukommen, doch auch pflegende Angehörige haben das Recht, Rücksichtnahme zu erwarten, wenn sie die Versorgung nicht oder nicht mehr stemmen können.

Anders ist es bei *Menschen mit Demenz*. Um sie muss sich gekümmert werden, denn sie sind, je nach Stadium der Demenz, hilfloser. Im Gegensatz zu psychisch gesunden Pflegebedürftigen ist bei ihnen mit keiner Verbesserung ihres Leidens zu rechnen. Auch wenn es gar nicht so selten ist, dass mit dem Heimeinzug kurzfristig eine Art Regeneration zu erleben ist. Das liegt unter anderem an den geregelten Tagesabläufen, dem Sicherheitsgefühl sowie den abnehmenden Ängsten nicht (mehr) allein zu sein. Trotzdem bleibt eine Demenzerkrankung unumkehrbar und mehr oder weniger rasch fortschreitend. Den Betroffenen etwas erklären zu wollen ist in aller Regel schwierig, da es nicht gewiss ist, wie das Gesagte ankommt. Aber oft ist es für die Psyche der pflegenden Angehörigen dienlich, wenn sie immer mal wieder wohlwollend und in einem freundlichen Kontext vom bevorstehenden Umzug erzählen. Sie haben dann weniger das Gefühl ihre zu Pflegenden zu „verraten" oder es ihnen zu verheimlichen.

An dieser Stelle soll noch eine besondere Betreuungsform benannt sein, und zwar der sogenannte beschützende Bereich (früher bekannt unter geschlossener Einrichtung/Station/Wohnbereich). Dabei handelt es sich um einen Betreuungsbereich, der speziell auf die Bedarfe von Personen mit herausfordernden Verhaltensweisen zugeschnitten ist. Von herausfordernden Verhaltensweisen spricht man, wenn (zumeist) Menschen mit Demenz ohne Mutwillen durch Schreien, Schlagen, Weglaufen o. ä. auffallen. Diese heftigen negativen Reaktionen sind ein Akt der Hilflosigkeit, resultierend aus Angst, Überforderung oder Missverstehen. Durch besonders geschultes Personal und einen etwas höheren Personalschlüssel sowie zumeist auch bauliche Besonderheiten erfahren die Bewohner solcher beschützenden Bereiche eine besser auf sie zugeschnittene Betreuung. In der Regel sind beschützende Bereiche neben anderen Wohnbereichen in Pflegeheimen integriert. Typische Bewohnerinnen in beschützenden Bereichen sind auch Personen mit einer hohen Tendenz zum Weg- bzw. Hinlaufen (denn die Betroffenen haben einen bestimmten Ort vor ihren inneren Augen, den sie erreichen möchten). Ein „normaler" Wohnbereich darf nicht abgeschlossen sein, ein beschützender Bereich schon. Dafür ist er idealerweise mit ausreichend „Laufwegen" für innen und außen ausgestattet. Pflegende Angehörige sollten sich nicht scheuen, im Bedarfsfall eine solche Einrichtung in Betracht zu ziehen. Allerdings bedarf eine solche Unterbringungsart einen richterlichen Beschluss, da er eine freiheitsentziehende Maßnahme darstellt. Das bedeutet, ein Betreuungsrichter muss sein Einverständnis dazugeben, dass der bzw. die Betroffene, zu seinem bzw. ihrem Wohl beschützend versorgt wird. Um diesen Beschluss zu bekommen, ist ein schriftlicher Antrag bei dem für das Gebiet zuständigen Amtsgericht notwendig.

Literatur

Bundesinteressenvertretung für alte und pflegebetroffene Menschen e.V. (BIVA-Pflegeschutzbund) (2019) Umzug in ein Heim. https://www.biva.de/beratungs-dienst/umzug-in-eine-senioreneinrichtung-eine-entscheidungshilfe/#traeger. Zugegriffen am 18.11.2019

Pflege.de (2019) Pflegeheime/Altenheime. Erstelldatum: 29.01.2016. Zuletzt geändert: 14.10.2019. https://www.pflege.de/altenpflege/pflegeheim-altenheim/. Zugegriffen am 15.11.2019

Sonntag PT, Baer NR, Schenk L (2017) Weiterentwicklung der Qualitätsbericht-erstattung in der Langzeitpflege – eine quantitative Versichertenbefragung. Abschlussbericht für das Zentrum für Qualität in der Pflege (ZQP) und den AOK-Bundesverband. https://www.zqp.de/portfolio/studie-qualitaetskriterien-verbraucher/. Zugegriffen am 18.11.2019

Statistisches Bundesamt (2019) Definition – Öffentliche Träger, freigemeinnützige Träger, private Träger. http://www.gbe-bund.de. Zugegriffen am 18.11.2019

Sulmann D, Eggert S, Kuhlmey A, Suhr R (2019) Qualitätsberichterstattung zur stationären Pflege – Informationsbedürfnisse, Suchstrategien und Informations-quellen von Pflegebedürftigen und ihren Angehörigen. Bundesgesundheitsblatt. https://doi.org/10.1007/s00103-019-02885-2

Zentrum für Qualität in der Pflege (ZQP) (Hrsg) (2019) ZQP-Einblick – Suche nach einem Pflegeheim. Tipps für Angehörige. Stand: August 2019. https://www.zqp.de/wp-content/uploads/ZQP-Einblick-Pflegeheimsuche.pdf. Zugegriffen am 15.11.2019

4

Formalitäten vor dem Einzug – Was ist zu tun?

Den Sohn, Herrn T., hat die Nachricht erreicht, dass nun endlich ein Pflegeheim-platz für seine Mutter bereitsteht. Obwohl er selbst um Dringlichkeit gebeten hatte, jetzt kommt es für ihn dennoch plötzlich. So ergeht es fast allen, die An-gehörige pflegen und diese Aufgabe „mit einem Mal" in die Hände von profes-sionellen Pflegekräften legen wollen. Herr T. ist sehr aufgeregt und fragt, was er denn nun wann erledigen muss. Die Pflegedienstleitung kann ihn beruhigen, denn er muss nichts überstürzen. Zunächst organisiert er den Transport der Mut-ter, entweder er bringt sie privat mit dem Auto oder er beauftragt einen Krankentransport und klärt dies mit der Krankenkasse ab. Auf jeden Fall wird er seine Mutter an diesem besonderen Tag begleiten und beim Bezug des Zimmers dabei sein. Ferner sollte er dem Pflegepersonal wichtige persönliche Angewohn-heiten seiner Mutter mitteilen und sich auch in der Verwaltung melden.

4.1 Pflegebedürftigkeit und Finanzierung

Haben sich Angehörige und künftige Heimbewohner für ein Pflegeheim ent-schieden, stehen sie vor einem Berg an Aufgaben, die nun erledigt werden müssen. Was passiert mit der Wohnung oder dem Haus? Wer muss über den Umzug informiert werden? Diese und weitere Fragen sind zu klären, worauf dieses Kapitel Antworten geben möchte.

Zunächst einmal ist die Finanzierung des Pflegeheimplatzes zu prüfen. Falls noch kein Pflegegrad vorliegt, ist die Anerkennung der Pflegebedürftig-

Ergänzende Information Die elektronische Version dieses Kapitels enthält Zusatzmaterial, auf das über folgenden Link zugegriffen werden kann [https://doi.org/10.1007/978-3-662-64480-5_4].

keit beim Medizinischen Dienst der Krankenkassen (MDK) bzw. der zuständigen Pflegekasse zu beantragen. Wurde dem pflegebedürftigen Menschen nach der Begutachtung kein Pflegegrad zuerkannt, dann hat er die Möglichkeit, Widerspruch einzulegen. Dieser hat zur Folge, dass eine nochmalige Begutachtung stattfindet und zwar mit einer anderen Gutachterin. Dazu genügt es ein formloses Schreiben mit der Bitte um eine nochmalige Prüfung der Pflegebedürftigkeit an die Absenderadresse des vorliegenden Dokumentes zurückzuschicken. Wichtig ist die Versicherungsnummer des potenziellen Pflegebedürftigen darauf zu vermerken.

Hat der künftige Heimbewohner noch keinen Pflegegrad, muss manchmal mit Hilfe eines ärztlichen Attests begründet werden, warum ein Heimplatz notwendig ist. Dies wird unumgänglich, wenn zur Übernahme der Kosten Sozialhilfe (*Hilfe zur Pflege*) beantragt wird. Ist die Pflegebedürftigkeit bereits anerkannt, dann ist die Pflegekasse über den Umzug in ein Pflegeheim zu benachrichtigen – oft übernimmt dies die Verwaltung des Pflegeheims.

Die bestätigte Pflegebedürftigkeit ist notwendig, denn nur dann wird ein Teil der sogenannten *Kosten für Pflege und Betreuung* (*Pflegekosten*) von der jeweiligen Pflegekasse übernommen. Die Höhe des Zuschusses hängt vom Pflegegrad der Heimbewohnerin ab, denn dieser steigt mit dem Pflegegrad. Der Eigenanteil dagegen bleibt vom Pflegegrad 2 bis 5 immer gleich. Das nachfolgende Kap. 5 enthält alle wichtigen Informationen zu den Kosten, die für einen Heimplatz aufzuwenden sind. Wichtig ist auch zu wissen, dass Menschen mit Pflegegrad 1 zumeist die höchsten Heimentgelte stemmen müssen (da die Pflegekasse nur einen sehr geringen Anteil – momentan sind es 125 Euro – zuzahlt), aber auch von den Heimen aus wirtschaftlichen Gründen ungern aufgenommen werden.

4.2 Die bisherigen vier Wände auflösen

Die Trennung von den bisherigen vier Wänden beginnt damit, den Mietvertrag für die Wohnung oder das Haus zu kündigen. Des Weiteren ist mit dem Vermieter zu klären, wie die Wohnung übergeben werden soll (z. B. stehen noch Reparaturen an, muss etwas rückgebaut werden, kann z. B. die Küchenzeile verbleiben oder nicht). Im Fall von Wohneigentum, welches nicht mehr persönlich durch Familienangehörige genutzt wird, ist dieses aufzulösen und gegebenenfalls zum Verkauf anzubieten, insbesondere wenn der Erlös die Kosten des Heimplatzes begleichen soll. Der Hausrat kann je nach Beschaffenheit privat verkauft (z. B. Floh-/Secondhandmärkte, ebay.kleinanzeigen.de), verschenkt oder entsorgt werden. Hierbei helfen gewerbliche Dienstleister, die Entrümpelungen oder Hausauflösungen anbieten. Beim Umzug selbst können weitere Angehörige, Freundinnen, Bekannte oder ein beauftragtes Umzugsunternehmen helfen.

Es ist von Heim zu Heim unterschiedlich, ob und welche Möbel mitgenommen werden dürfen. Hierüber werden Interessenten meist bereits beim ersten Kennenlernen durch die Heim- und Pflegedienstleitung informiert (siehe Kap. 3). Ähnlich verhält es sich mit Haustieren. In manchen Pflegeheimen sind Haustiere erlaubt, in anderen nicht. Grundsätzlich aber müssen die Heimbewohner und/oder die Angehörigen selbst für das Tier sorgen (z. B. Futter beschaffen, Käfig reinigen, Gassi gehen, Tierarztkosten begleichen).

> **Tipp**
>
> *Gegebenenfalls können die Umzugskosten für den Umzug ins Pflegeheim sowie eventuelle Renovierungsarbeiten für eine Wohnung im Betreuten Wohnen als Wohnumfeld verbessernde Maßnahmen von der Krankenkasse bezuschusst werden. Hierzu ist die Pflegekasse zu kontaktieren (Beier 2020).*

4.3 Adressänderung und Vertragskündigungen

An Absender, die regelmäßig Post senden und deren Post auch weiterhin zugestellt werden soll, wird eine Adressenänderungs-Mitteilung oder ein Nachsendeantrag an die Post gestellt. Verträge, die nicht mehr benötigt werden, sind zu kündigen. Benachrichtigungen zur Adressänderung und Vertragskündigungen können sich beispielsweise an die folgenden Stellen richten:

– Benachrichtigung über Umzug an die Bank, gegebenenfalls sind Daueraufträge zu kündigen
– Benachrichtigung über Umzug an das Finanzamt
– Benachrichtigung über Umzug an die Pflege- und Krankenversicherung
– Benachrichtigung über Umzug an die Rentenversicherung
– Kündigungen aller Versicherungen außer der Haftpflichtversicherung und Policen, welche erst mit dem Ableben des Versicherten zum Tragen kommen. Die Haftpflichtversicherung ist notwendig, weil unter Umständen ein Haftpflichtfall während des Heimaufenthaltes entstehen kann. Ein Beispiel dafür ist die Brille einer Pflegekraft, die zu Bruch geht, weil die Bewohnerin während einer Pflegehandlung diese versehentlich beschädigt.
– Energielieferant (Gas, Wasser, Strom) kündigen

- Fernseh-, Telefon- und Internetanschluss kündigen, Rundfunkbeitrag (GEZ) kündigen (denn Heimbewohner brauchen keine GEZ-Gebühren zu bezahlen)
- Ambulanten Pflegedienst kündigen, Mahlzeitendienst kündigen, Hausnotrufsystem (falls vorhanden) kündigen
- Rückgabe von Hilfsmitteln mit Krankenkasse und/oder Sanitätshaus klären, die nicht mitgenommen werden (z. B. Pflegebett)
- Pflegehilfsmittel-Abonnement kündigen (denn Bewohnerinnen eines Pflegeheims haben keinen Anspruch mehr auf Pflegehilfsmittel im Wert von 40 Euro/Monat; dies gilt nicht bei Umzug in Betreutes Wohnen)
- Benachrichtigung über Umzug an Physio- und Ergotherapeutinnen und klären, ob eine weitere Behandlung an neuer Adresse möglich ist
- Benachrichtigung über Umzug an alle behandelnden Ärztinnen. Mit dem Pflegeheim und/oder dem Hausarzt ist zu klären, wer die weitere hausärztliche Versorgung im Pflegeheim übernimmt, denn vielerorts übernimmt eine Hausärztin die Versorgung aller Heimbewohnerinnen
- Benachrichtigung über Umzug an Freunde, Verwandte, Bekannte
- Benachrichtigung über Umzug an Vereine oder Mitgliedschaft kündigen
- Benachrichtigung über Umzug an Zeitungsverlage oder Zeitschriften-Abonnements kündigen
- Nach dem Umzug bei Gemeinde-/Stadtverwaltung ummelden – oft übernimmt dies die Verwaltung des Pflegeheims

4.4   Was benötigt das Heim vorab?

Im Vorfeld des Heimeinzugs ist zu klären, welche Unterlagen und Dokumente (jeweils als Kopie) bei der Heimverwaltung hinterlegt werden müssen. Alle anderen Dokumente sind selbst aufzubewahren. Dabei ist in alphabetischer Reihenfolge an die folgenden Unterlagen zu denken, wobei nicht alle zutreffend sein müssen (vgl. Beier 2020):

- Anmeldebogen zur Heimaufnahme
- Antrag auf Sozialhilfe auf Kostenübernahme bei vollstationärer Versorgung bzw. die Zusage der Kostenübernahme. Dieser ist beim Sozialamt zu stellen, wenn klar ist, dass das Einkommen und das Vermögen der künftigen Heimbewohnerin nicht zur Deckung der Heimkosten ausreichen werden. Im besten Fall ist dieser Antrag wegen der langen Bearbeitungsdauer sofort einzuholen, sobald der pflegebedürftige Mensch in einem Pflegeheim zur Aufnahme angemeldet ist (und ggf. noch auf der Warteliste steht).

- Ärztliche Verordnungen (damit bisherige Verordnungen bei Bedarf weiterhin durchgeführt werden können, z. B. Verordnung über Physiotherapie)
- Ausweis über Zuzahlungsbefreiung für Arzneimittel, sofern diese gewährt wurde
- Berichte und ggf. Befunde von Ärzten, Krankenhäusern oder Reha-Einrichtungen
- Bestätigung der Pflegebedürftigkeit/Bescheid über Pflegegrad-Einordnung
- Betreuungsverfügungen (amtsrichterlich oder privat)
- Biografiebogen ausfüllen (im jeweiligen Heim zu bekommen)
- ggf. Einzugsermächtigung für Überweisung der Heimkosten
- Geburts- und/oder Heiratsurkunde (in Kopie)
- Krankenkassennachweis und Versichertenkarte der Krankenkasse
- Liste von den aktuell behandelnden Fachärztinnen (mit Adressen)
- Medikamentenplan über die derzeitigen Verordnungen und alle zu verabreichenden Medikamente mitbringen
- ggf. Patientenpässe (z. B. Blutdruck-, Blutgerinnungs-, Brillen-, Defibrillator-, Diabetiker-, Herzschrittmacher- und Impfpass) und Allergiker-Ausweis
- Patientenverfügung (sofern sie vorhanden ist – ist aber grundsätzlich sehr anzuraten, um in medizinischen Notsituationen dem Willen des Betroffenen gerecht zu werden)
- Personalausweis (benötigt nicht jedes Pflegeheim)
- ggf. Rentenbescheide (nicht obligatorisch)
- Schwerbehindertenausweis
- Taschengeld einzahlen
- An-/Ummeldung Einwohnermeldeamt (oft übernimmt dies die Verwaltung des Pflegeheims)
- Vorsorge-/Generalvollmacht, um einen autorisierten Ansprechpartner für alle Angelegenheiten bezüglich der Heimbewohnerin zu haben

Die Wäscheversorgung und -pflege der Bewohner wird in den Einrichtungen unterschiedlich gehandhabt. Eines aber ist immer notwendig: sämtliche *Bekleidung muss mit Namensetiketten* versehen werden. Dies wird gegen Entgelt vom Heim übernommen oder es sind entsprechende Bügel- oder Klebeetiketten selbst zu beschaffen und anzubringen. Für die Bettwäsche, Handtücher und Waschlappen gilt dies meist nicht, es sei denn die Heimbewohnerinnen möchten eigene Wäsche haben – dies ist mit dem Pflegeheim abzusprechen.

4.5   Was kommt mit?

Persönliche Gegenstände, die noch einzupacken sind, können sein:

* Hilfsmittel (z. B. Lesebrille, Sonnenbrille, Zahnprothesen, Kompressionsstrümpfe, Rollator, Rollstuhl oder Sitzkissen, Gehstock)
* Kleidung, evtl. bereits mit Namensetiketten versehen (z. B. Nachtwäsche, Unterwäsche, Socken, Strümpfe, Strumpfhosen, Hausanzug, Morgenmantel, Hosen, Blusen, Hemden, T-Shirts, Röcke, Kleider, Jacken, Mäntel, Mützen, Hut, Schal, Handschuhe, Schuhe). Bei der Auswahl ist darauf zu achten, dass es Bekleidung ist, die der Heimbewohner gerne trägt und in der er sich am wohlsten fühlt. Überspitzt formuliert: Der eine mag täglich seinen Anzug und die Krawatte, der andere seine Jogginghose und die Lieblings-T-Shirts. Es kommt nicht darauf an, was die Angehörigen für angemessen oder gut halten, sondern nur die künftige Bewohnerin selbst. Kleidung birgt einen Großteil der eigenen Identität. Bei einer eingefleischten Hausfrau und Mutter kann dies die zum sechsten Mal geflickte Kittelschürze sein. Bei der Kleidung ist darauf zu achten, dass sie pflegeleicht sind. Für Textilien mit der Empfehlung für Handwäsche wird i. d. R. keine Haftung übernommen.
* Geldbörse mit Kleingeld. Auch wenn derjenige nicht mehr korrekt mit Geld umgehen kann, so gehört doch ein Portemonnaie zur „Grundausstattung". Es steht für Wertigkeit und Unabhängigkeit und schließlich begibt sich jeder mit etwas Geld auf einen Weg, wo man z. B. möglicherweise „eine Fahrkarte lösen" oder „Trinkgeld geben möchte".
* Hygieneartikel (z. B. Duschgel, Shampoo, Deodorant, Cremes, Rasierapparat, Nagelfeile/-schere)
* Erinnerungs- und Lieblingsstücke (z. B. Bilder, Fotoalben, Dekoration, Geschirr)
* Elektronik und Unterhaltung (z. B. Bücher, Radio/CD-Spieler, Fernseher, evtl. Laptop)
* wenn möglich und gewünscht, eigene mit Namensetiketten versehene und pflegeleichte Bettwäsche, Waschlappen, Handtücher und Duschtücher (waschbar bei 60 Grad)
* die Möblierung (z. B. Regal, Schrank, Sessel, Kommode, Stehlampe) ist mit dem Pflegeheim abzusprechen. Aber auch hier gilt, dass es Möbel mit wichtigem persönlichen Bezug sein sollten bzw. Habseligkeiten, die der künftige Heimbewohner als sein Eigentum erkennt.

4.6 Checkliste

Am Ende dieses Ratgebers finden Sie eine Checkliste (s. auch elektronisches Zusatzmaterial), die die wichtigsten Informationen zu den Punkten „Was benötigt das Heim vorab?" und „Was kommt mit?" zusammenfasst. Ebenso enthält sie Platz für Ihre eigenen Notizen.

Literatur

Beier O, Pflege durch Angehörige (2020) Checkliste Umzug ins Pflegeheim: Was muss erledigt werden? https://www.pflege-durch-angehoerige.de/checkliste-umzug-pflegeheim/ [Stand 02.03.2020; Zugegriffen am 02.03.2020]

5

Finanzierung – Wer bezahlt? Und wieviel?

Ein 55-jähriger Sohn und sein 76-jähriger Vater, Herr M., besuchen das Pflege-heim ihres Wohnortes, um es anzuschauen und sich zu informieren. Der ältere Herr möchte noch vor dem Winter einziehen. Er hat Mühe zu laufen und ist bei einigen Verrichtungen auf die Hilfe seines Sohnes angewiesen. Auf keinen Fall möchte er ihm zur Last fallen. Neben dem Rundgang mit der Pflegedienstleitung ging es ihm natürlich auch um die Kosten. Als Herr M. vom monatlichen Eigen-betrag von 2220 € hörte, erschrak er und verunsichert sagte er: „Ich habe über 40 Jahre gearbeitet und bekomme eine Rente von etwa 1250 €. Ein bisschen Er-spartes gibt es noch. Doch alles, was wir erübrigen konnten, haben meine ver-storbene Frau und ich stets und bis heute in unser selbst erbautes Haus gesteckt, was inzwischen längst abbezahlt ist. Heute wohnt dort auch mein Sohn mit sei-ner Familie. Was wird nun aus unserem Haus?"

5.1 Zusammensetzung der Kosten für einen Pflegeheimplatz

Zusammen mit der Frage „Heimeinzug – ja oder nein?" tauchen die Fragen auf: „Was kostet ein Pflegeheimplatz überhaupt und wer kommt für die Kos-ten auf?"

Die Höhe der Kosten ist von Heim zu Heim unterschiedlich. Insbesondere der Eigenanteil kann von Bundesland zu Bundesland variieren, besonders zwi-schen den alten und einigen neuen Bundesländern. Allen Pflegeeinrichtungen liegt jedoch die gleiche Zusammensetzung der Kosten zugrunde, und zwar:

© Springer-Verlag GmbH Deutschland, ein Teil von Springer Nature 2022
L. Neubert, K. Neubert, *Das richtige Pflegeheim finden*,
https://doi.org/10.1007/978-3-662-64480-5_5

* Kosten für Pflege und Betreuung (*Pflegekosten*)
* Kosten für Verpflegung und Unterkunft
* Investitionskosten
* Beitrag zur Ausbildungsvergütung
* gegebenenfalls Kosten für Zusatzleistungen

5.2   Übernommene und eigene Kosten

Wenn die künftigen Heimbewohnerinnen regelmäßig Beiträge zu einer gesetzlichen oder privaten Pflegeversicherung geleistet haben und ihre Pflegebedürftigkeit von einem Gutachter bestätigt wurde, werden die *Kosten für Pflege und Betreuung* (*Pflegekosten*) anteilig von der Pflegeversicherung übernommen. Dieser Zuschuss hängt vom Pflegegrad des Heimbewohners ab. Die Pflegekasse zahlt für Heimbewohner ab dem Pflegegrad 2 Leistungen an das Pflegeheim. Die Leistungen sind gestaffelt (Verbraucherzentrale 2019):

* Pflegegrad 2 = 770 Euro
* Pflegegrad 3 = 1262 Euro
* Pflegegrad 4 = 1775 Euro
* Pflegegrad 5 = 2005 Euro

Heimbewohnerinnen im Pflegegrad 1 erhalten einen Zuschuss in Höhe von 125 Euro.

Da die Heimplatzkosten in aller Regel höher sind als die Leistungen der Pflegekasse, müssen die Heimbewohner einen Teil der Heimplatzkosten selbst zahlen. Dieser Anteil heißt *einrichtungseinheitlicher Eigenanteil* (EEE) und umfasst die *Kosten für Unterkunft und Verpflegung, Investitionskosten, Ausbildungsbeiträge* und *Kosten für Zusatzleistungen*. Seit Januar 2017 gilt, dass jeder Heimbewohner unabhängig vom Pflegegrad den gleichen Anteil wie die anderen Heimbewohner zahlt. Das heißt, Heimbewohnerinnen im Pflegegrad 5 zahlen genauso viel dazu wie Heimbewohnerinnen im Pflegegrad 2. Der Eigenanteil gestaltet sich, wie oben erwähnt, unterschiedlich. Pflegebedürftige im Pflegegrad 1 zahlen (bedingt durch den anteilig geringeren Zuschuss durch die Pflegekassen) einen höheren Eigenanteil als die anderen Heimbewohner. Pflegebedürftige im Pflegegrad 1 sind aber wie bereits im Abschn. 4.1 des vorangegangenen Kapitels erwähnt selten in Pflegeheimen anzutreffen, da sie eine stationäre Versorgung nur selten benötigen und Heimbetreiber aus Gründen der Wirtschaftlichkeit diese ungern aufnehmen.

> *Der einrichtungseinheitliche Eigenanteil (EEE) ist nicht an den Pflegegrad gekoppelt. Das heißt, es entstehen keine Mehrkosten, wenn mehr Pflege benötigt und ein höherer Pflegegrad festgelegt wird.*

Zu den *Kosten für Unterkunft und Verpflegung* gehören zum Beispiel Aufwendungen für Mahlzeiten und die Zimmerreinigung. Diese Kosten sind in der Regel für alle Bewohner eines Heims gleich. Die Verpflegungskosten werden reduziert, wenn der Gesundheitszustand einer Heimbewohnerin so eingeschränkt ist, dass die Ernährung ausschließlich oder überwiegend über eine Magensonde (PEG) erfolgt (wenn dies der Fall ist, kann es ratsam sein, die Pflegedienstleitung auf eine Reduktion der Verpflegungskosten anzusprechen, denn sehr selten reagieren in diesem Fall die Heimbetreiber selbstständig). Auch bei längerer Abwesenheit eines Bewohners, wie z. B. aufgrund eines Krankenhausaufenthalts oder Urlaubs über die Feiertage oder Wochenenden, müssen die Kosten für die Unterkunft reduziert werden. Dies wird in aller Regel in jeder Einrichtung umgesetzt (Verbraucherzentrale 2019).

> *Pflegeheimbetreiber können z. B. aufgrund von gestiegenen Personal-, Lebenshaltungs- oder Energiekosten ihre Berechnungslage für Verpflegung und Unterkunft ändern, so dass es regelmäßig zu einer Entgelterhöhung für die Heimbewohner kommen kann.*

Zu den *Investitionskosten* zählen Kosten für Umbau- oder Ausbaumaßnahmen, Modernisierungsarbeiten oder Instandhaltung. Beispiele hierfür sind: Ein neuer Aufzug, Renovierung von Gemeinschaftsräumen, Anlegen eines Heimparks, Maßnahmen für den Brandschutz, Einbau einer umweltfreundlicheren Heizungsanlage, Anschaffung von kostenintensiven Hilfsmitteln wie Hubbadewannen, Hebelifter, Aufstehhilfen oder auch modernere und spezielle Pflegebetten etc. Hierfür zahlen alle Heimbewohnerinnen den gleichen Anteil. In manchen Bundesländern beteiligen sich die Sozialhilfeträger mit dem sogenannten Pflegewohngeld an den Investitionskosten. Allerdings gibt es dieses gegenwärtig nur noch in Mecklenburg-Vorpommern, Nordrhein-Westfalen und Schleswig-Holstein. Auskünfte dazu gibt es bei den Sozialämtern des jeweiligen Bundeslandes.

Mit der in 2020 vollzogenen Einführung der generalistischen Pflegeausbildung (Zusammenführung der drei bisherigen Pflegefachberufe in den Bereichen der „Altenpflege", „Gesundheits- und Krankenpflege" und „Gesund-
heits- und Kinderkrankenpflege") erheben alle Pflegeheimbetreiber einen
Beitrag zur Ausbildungsvergütung, die in einen gemeinsamen „Ausbildungs-
topf" fließen. Damit werden die Kosten für die Vergütung der Auszubildenden
in der generalistischen Pflegeausbildung finanziert.

Über die üblichen Kosten hinaus können Heimbewohner mit dem jeweiligen Pflegeheimbetreiber *Zusatzleistungen* vereinbaren. Zu diesen zählen
Komfortleistungen für Unterkunft und Verpflegung und besondere
pflegerisch-betreuende Leistungen. Beispiele hierfür sind: Die Ausbesserung
von Kleidung oder Nutzung der Gemeinschaftsräume für private Feiern, eine
aufwendige Frisur, die nur der ehemalige Friseur beherrscht, ein individueller
Vorleseservice, Begleitservice zu Arztbesuchen oder Veranstaltungen etc.

> *Vereinbarungen über Zusatzleistungen müssen in einem Vertrag festgehalten
> werden. Nur dann dürfen sie in Rechnung gestellt werden. Nicht jedes Heim
> greift darauf zurück.*

Nicht zuletzt steht allen Heimbewohnerinnen ein sogenanntes *Taschengeld*
zu (dies zahlen die Angehörigen oder die Sozialhilfe). Damit können kleine
Wünsche selbst erfüllt werden, wie z. B. die wöchentliche Tafel Schokolade
oder andere Süßigkeiten, Zigaretten, bevorzugte Pflegemittel wie Shampoos,
Körperlotionen oder eine Zeitschrift.

Aber auch Bewohner, die nicht mehr mit Geld umgehen bzw. dessen Bedeutung sie nicht mehr erkennen können, benötigen dieses Taschengeld.
Denn darüber werden auch die Rezeptzuzahlungen, die „Wunsch"- Getränke
(in der Regel sind in den Heimen nur Tee, Kaffee, Milch, Kakao und Mineral-
wasser zuzahlungsfrei) sowie die Friseur- und Fußpflegeleistungen beglichen
(letzteres betrifft nicht die Menschen, die aufgrund einer bestimmten Grund-
erkrankung eine podologische Fußpflege rezeptiert bekommen). Heimbewohnerinnen, die das Taschengeld nicht aus ihrem Vermögen schöpfen
können und auf Sozialhilfe angewiesen sind, erhalten mindestens 109,08 Euro
pro Monat Taschengeld (SGB XII § 27b) (ohne Autor/Pflege.de 2019).

Alles in allem ist heutzutage mit ca. 1600 €–2600 € Eigenanteil pro Monat
für einen Heimplatz zu rechnen (dies variiert von Bundesland zu Bundesland). Die folgende Rechnung soll beispielhaft die monatlichen Kosten eines
Heimplatzes zusammenfassen:

Pflegekosten/Tag (Heimbewohner im Pflegegrad 4)	89,39 €	
+ Unterkunftskosten/Tag	8,35 €	Diese Beträge
+ Verpflegungskosten/Tag	11,78 €	sind für alle
+ Investitionskosten/Tag	14,70 €	Bewohner
+ Ausbildungszuschlag/Tag	1,55 €	gleich.
= Monatliche Heim platzkosten (Tagessatz x 30, 42)	3.825,92 €	
– Anteil Pflegekasse (Pflegegrad 4)	1.775,00 €	
= Eigenanteil	**2.050,92 €**	

Dieser Betrag ist für Bewohner in den Pflegegraden 2-5 des Heimes gleich. Bewohner im Pflegegrad 1 haben einen höheren Eigenanteil (bedingt durch den geringeren Zuschuss der Pflegekasse zu den Pflegekosten).

Weitere Kosten können durch Einzelzimmerzuschlag, Leistungen und Dienste von anderen Anbietern (z.B. Friseur), Zuzahlungskosten bei Rezepten entstehen und sind von den Bewohnern selbst, von seinen Angehörigen oder der Sozialhilfe zu tragen.

Auch das Taschengeld, meistens sind dies ca. 100 € monatlich, ist noch hinzu zu rechnen. Dies zahlen die Angehörigen oder die Sozialhilfe.

Für Bewohner, die zusätzliche Betreuungsleistungen nach SGB XI §43b erhalten, fallen weitere Kosten an, die jedoch komplett von der Pflegekasse finanziert werden.

Die Personalkosten sind mit ca. 80 % der größte Posten der Ausgaben eines Pflegeheimes. Das heißt, wenn von einer besseren Bezahlung der Pflegekräfte in den Altenpflegeeinrichtungen gesprochen wird, dann bedeutet dies im Gegensatz zu den Pflegekräften in Kliniken, einen noch höheren Eigenanteil für die Bewohnerinnen, der sich ohnehin durch die stetig steigenden Lebenshaltungskosten bzw. der Inflation erhöht. Die Pflegekassen sind momentan nicht bereit, ihre Anteile zu erhöhen. Die Politik hat hierfür seit Jahren nur die Lösung parat, dass sie allen Bürgern empfiehlt, neben dem gesetzlichen Pflegeversicherungsbeitrag privat noch mit einer zusätzlichen Police für den Fall einer zukünftigen Pflegebedürftigkeit vorzusorgen. Aber eine solche Anlage kann sich die Mehrheit der Bevölkerung meist nicht leisten, vor allem nicht in jungen Jahren, die noch davon geprägt sind, ins Berufsleben einzusteigen und eine Familie zu gründen.

Im Juni 2021 hat die Bundesregierung eine Änderung bei der Begrenzung des Eigenanteils beschlossen (§ 43c im SGB XI). Danach werden in Abhängigkeit der stationären Aufenthaltsdauer die pflegebedingten Eigenanteile für die Bewohnerinnen durch prozentuale Zuschläge reduziert, die als Ausgleich für den Leistungserbringer von den Pflegekassen zu tragen sind. Das bedeutet: Ab dem 01.01.2022 wird ein prozentualer Leistungszuschlag, gestaffelt nach der Dauer des bisherigen Leistungsbezugs, in die vollstationäre Pflege eingeführt. Damit sollen sich für die Pflegegrade 2 bis 5 die Sachleistungen um etwa 5 % erhöhen, so dass sich der Eigenanteil der Bewohner um ca. 2,00 € bis 2,50 € pro Tag verringert. Zudem werden Personen, welche mehr als zwölf Monate vollstationär versorgt werden, 25 % Leistungszuschlag auf die Höhe ihres bisher zu zahlenden Eigenanteils erhalten. Sind Bewohnerinnen seit mehr als 24 Monaten im Pflegeheim, dann erhöht sich dieser Leistungszuschlag auf 50 %. Nach mehr als 36 Monaten erhalten sie sogar 75 % zu ihrem zu zahlenden Eigenanteil.

> **Tipp**
>
> *Bei den Pflegekassen können kostenfrei Leistungs und Preisvergleichslisten der zugelassenen Pflegeheime angefordert werden. Auch können interessierte Angehörige eine Auflistung der Heimentgelte direkt beim Kennenlernen eines Pflegeheimes einfordern.*

5.3   Und wenn das Einkommen nicht reicht?

Ein nicht unerheblicher Teil der Heimbewohnerinnen kann die Eigenleistung, die für die stationäre Versorgung aufzubringen ist, dennoch nicht stemmen. Wenn das Geld der Pflegeversicherung, das Einkommen bzw. die Rente und das Vermögen (hierzu zählen z. B. Vermietungen, Landbesitz, Sparvermögen, Immobilien, Pachteinnahmen) die Kosten des Heimplatzes nicht decken und keine Verwandten oder Freunden den Heimplatz bezuschussen können, bleibt nur die Hilfe durch das Sozialamt (*Hilfe zur Pflege*). Ausgenommen ist das sogenannte Schonvermögen. Das ist die Rücklage, welche Heimbewohner selbst behalten können. Es beläuft sich auf 5000 €, bei Eheleuten respektive auf 10.000 €. Hier inbegriffen sind Bestattungsvorsorge- oder Grabpflegeverträge bis zu 3500 €. Sollte jedoch im Rahmen eines Bestattungsvorsorgevertrages vor dem Eintritt der Pflegebedürftigkeit vorgesorgt worden sein, dann erhöht sich das Schonvermögen noch einmal auf die in diesem Vertrag festgelegte Summe (3000 € für die Bestattung selbst und 2600 € für die Grabpflege).

Durch das sogenannte Angehörigen-Entlastungsgesetz gilt für die eigenen Kinder seit 01.01.2020, dass sie erst ab einem jährlichen Bruttoeinkommen von 100.000 € für die Pflegeplatzkosten des im Pflegeheim lebenden Elternteils mit herangezogen werden müssen. Dabei fließt das Einkommen der Ehepartner der unterhaltspflichtigen Kinder nicht mit in den berechneten Elternunterhalt ein, so lange die 100.000 € nicht überschritten werden. Auch das eigene Vermögen wie Wohneigentum spielt dabei keine Rolle und wird für den Elternunterhalt nicht herangezogen. Anders sieht es bei den unterhaltspflichtigen Ehepartnern der jeweiligen Heimbewohnerin aus. Bei diesen ist vom oben erwähnten Schonvermögen der Selbstbehalt abzugrenzen. Das ist jener Betrag, der den unterhaltspflichtigen Ehepartnern zur eigenen Lebensführung zugestanden wird. Zum Selbstbehalt gehören (Verbraucherzentrale 2020):

– Miete
– Kleidung
– Lebensmittel
– Versicherungen
– Kredite
– Ausgaben für eigene Kinder
– Eventuelle Unterhaltszahlungen

In jedem Fall gilt, ist die Summe der Selbstbehaltskosten der zur Zahlung verpflichteten Verwandten höher oder gleich dem Einkommen, wird kein Unterhalt verlangt. Grundsätzlich zahlen Ehepartner nur in der Höhe, die ihren eigenen Unterhalt und/oder den ihrer Familie nicht gefährden.

Die Höhe des Selbstbehaltes, der von den Sozialämtern für jeden Fall individuell berechnet wird, hängt von mehreren Faktoren ab. Er ist also nicht von vornherein klar oder nach einer bestimmten Formel berechenbar. Festgelegt aber ist der Mindestselbstbehalt. Aber nur die Hälfte des bereinigten Nettoeinkommens, welches über dem Mindestselbstbehalt liegt, wird letztlich zur Zahlung herangezogen. Das bereinigte Nettoeinkommen umfasst die beruflichen Einkünfte (einschließlich Rentenzahlungen, Kindergeld oder Unterhaltszahlungen), von dem dann alle

– Steuern
– Sozialabgaben
– berufsbedingte Aufwendungen
– Verbindlichkeiten/Beiträge zur eigenen Altersvorsorge
– andere Unterhalts- oder Zahlungsverpflichtungen

abgezogen sind (Verbraucherzentrale 2019).

Die meisten Senioren möchten ihre Kinder oder auch Lebenspartner finanziell nicht zur Verantwortung ziehen. Doch sobald sie staatliche Hilfe (*Hilfe zur Pflege*) beanspruchen, stehen die Kinder und Partner (Eheleute oder eingetragene Lebenspartnerschaften) in dieser finanziellen Verantwortung. Da der Staat verpflichtet ist, jede monetäre Hilfe einzufordern, ist das Sozialamt dazu berechtigt, detaillierte Auskünfte über alle Einkommen zu erfahren, die neben den eigenen Mitteln der künftigen Heimbewohnerin für die finanzielle Absicherung eines Heimplatzes noch infrage kommen.

Neben der Einkommensgrenze gibt es noch eine Ausnahme bezüglich der Zahlungspflicht der Kinder gegenüber ihren Eltern. Nämlich dann, wenn sich Eltern in der Vergangenheit durch erhebliche Verfehlungen gegen ihr Kind schuldig gemacht haben, wie z. B. durch Misshandlungen seelischer oder körperlicher Art oder grober Vernachlässigung. Dieses Fehlverhalten muss allerdings nachweisbar sein und gilt z. B. nicht, wenn lediglich „Funkstille" zwischen Eltern und Kindern bestand. Schwere Gründe können zu einer Minderung des Unterhaltsanspruches bis hin zur Zahlungsentpflichtung führen (Verbraucherzentrale 2020).

Um einen solchen Fall ging es jedoch bei unserem Eingangsbeispiel nicht. Dennoch war es nicht so einfach, wie Herr M. zunächst dachte. Aber auch der Sohn machte sich zum Teil unnötig Sorgen. Die Rente von ca. 1250 € reichte nicht zur Deckung der Heimplatzkosten, da das Heim einen Eigenanteil von 2220 € verlangt. Es verblieben damit noch 970 €, die monatlich fehlten. Und dabei war das Taschengeld noch nicht einberechnet, also noch mal ca. 100 €/Monat oder 12.840 € im Jahr. Ihre größte Sorge war, das Haus verkaufen zu müssen. Doch dies zeigte sich als unbegründet. Zum einen wohnte er mit seiner Frau selbst darin und zum anderen hatte der Vater es ihm bereits vor über zehn Jahren überschrieben. Eines von beidem hätte schon genügt, damit die Immobilie nicht veräußert werden muss. Im Falle des Eigenbedarfs rührt das Sozialamt nicht daran. Und da das Haus seit mindestens zehn Jahren im Eigentum des Sohnes stand, auch nicht. Wäre das Haus vollständig vermietet gewesen und/oder weniger als zehn Jahre im Besitz des Sohnes, dann könnte der Staat darauf zugreifen, (denn dann würde es noch als Besitz des Vaters gelten) und bevor er zahlt, den Verkauf desselbigen fordern, um die Heimkosten des Vaters zu decken. Der Sohn war sehr erleichtert, er würde nun die Wohnung des Vaters vermieten. Bis diese geräumt, hergerichtet sowie ein geeigneter Mieter gefunden war, würde das Ersparte des Seniors reichen und danach greifen die Mieteinnahmen.

Zum Abschluss dieses Kapitel soll noch ein Mythos korrigiert werden. Die Meinung, dass Selbstzahler und Sozialhilfeempfänger unterschiedliche Pflege erhalten, ist Unsinn. Die Versorgung der Bewohnerinnen ist in keiner Weise davon abhängig, wie die Heimkosten aufgebracht werden, also ob die Heimbewohner selbst und/oder ihre Angehörigen ersten Grades die Kosten alleine tragen oder ob die Sozialhilfe unterstützend einspringt. Die pflegerische Fürsorge ist niemals vom finanziellen Status der Heimbewohnerinnen abhängig und zudem ist dieser in aller Regel nicht in der Pflegedokumentation zu finden. Zudem erhalten die Pflegekräfte von Seiten der Verwaltung keine Auskünfte über die finanzielle Situation des künftigen Heimbewohners, diese ist nur für die Aufnahme von Interesse. Und hier agieren die Heime in der Regel alle gleich: Sollte sich zeigen, dass die Begleichung der Heimkosten nur mit Hilfe des Sozialamtes sichergestellt sein würde, so ist es für alle Heimbetreiber wichtig und dies entscheidet auch über eine Pflegeplatzzusage, dass der Antrag auf Sozialhilfe bereits vor, spätestens aber am Tag der Aufnahme gestellt worden ist. Das bedeutet:

> Sobald eine Heimeinweisung bevorsteht und Sie wissen, dass das vorhandene Vermögen bzw. die Einnahmen nicht ausreichen, sollten Sie dem Sozialamt sofort die Notwendigkeit zur Hilfe zur Pflege mitteilen. Erst ab dem Tag der Mitteilung erhalten Sie die beantragte Sozialhilfe zur Finanzierung der Pflegeheimkosten – und auch nur dann, wenn alle anderen Möglichkeiten ausgeschöpft sind.

Denn wenn dies nicht der Fall ist, d. h. es liegt keine Kostenklärung vor, ja nicht einmal ein Antrag, und es kommt zu einem raschen Versterben in kurzer Zeit, bleibt das Heim sprichwörtlich „auf den Kosten sitzen". Dass eine solche Situation keine Einrichtung erleben möchte, ist sicher nachvollziehbar.

> **Tipp**
> Genauere und regelmäßig aktualisierte Auskünfte über die Finanzierung eines Heimplatzes, aber auch zu anderen Fragen rund um dieses Thema finden Sie gut aufbereitet auf den Internetseiten der Verbraucherzentrale (https://www.verbraucherzentrale.de/wissen/gesundheit-pflege/pflege-im-heim/kosten-im-pflegeheim-wofuer-sie-zahlen-muessen-und-wofuer-die-pflegekasse-13906).

Literatur

Ohne Autor/Pflege.de (2019) Pflegeheim-Kosten – Was kostet ein Platz im Pflege-heim? https://www.pflege.de/altenpflege/pflegeheim-altenheim/kosten/ [Stand 26.09.2019; Zugegriffen am 07.10.2019]

Verbraucherzentrale (2019) Kosten im Pflegeheim: Wofür Sie zahlen müssen und wofür die Pflegekasse. https://www.verbraucherzentrale.de/wissen/gesundheit-pflege/pflege-im-heim/kosten-im-pflegeheim-wofuer-sie-zahlen-muessen-und-wofuer-die-pflegekasse-13906 [Stand 12.04.2019; Zugegriffen am 09.08.2019]

Verbraucherzentrale (2020) Elternunterhalt: Kinder zahlen erst ab 100.000 Euro Jahreseinkommen. https://www.verbraucherzentrale.de/wissen/gesundheit-pflege/pflegeantrag-und-leistungen/elternunterhalt-kinder-zahlen-erst-ab-100000-euro-jahreseinkommen-28892 [Stand: 21.10.2020; Zugegriffen am 14.03.2021]

6

Persönliches Erleben – Wie geht es mir dabei?

Frau S. und Frau F. sehen sich regelmäßig. Sie sind seit langem befreundet, vertrauen sich und kennen einander sehr gut. An einem ihrer Treffen schildert Frau S. völlig aufgewühlt ihrer Freundin, dass sie fürchtet, bei der Betreuung ihrer Mutter zu versagen: „Sie war die beste Mutter, die ich mir wünschen konnte, die beste Oma für ihre Enkelkinder, doch ich glaube, ich schaffe es nicht mehr, sie weiter zu pflegen. Ich ertrage sie an manchen Tagen nicht mehr". Weinend erzählt sie weiter: „Wenn sie sich wieder eingenässt hat, sich nur schreiend waschen lässt oder mit dem Essen matscht, dann könnte ich …, und manchmal denke ich, sie hat Angst vor mir." Frau S. schüttelt sich: „Aber dann ist sie wieder so anhänglich, hilflos und dankbar. Manchmal glaube ich, ich pflege sie nur noch aus Mitleid, dabei hätte sie jede Zuneigung meinerseits mehr als verdient. Da ich es nicht schaffe, meine eigene Mutter in dieser letzten Lebensphase zu versorgen, versage ich als Tochter doch völlig …".

6.1 Das Gefühlsspektrum ist breit

Pflegende Angehörige, die einen Verwandten in ein Pflegeheim begleiten, erleben eine Achterbahnfahrt der Gefühle, in der sie ganz unterschiedliche Regungen fühlen. Zum Beispiel hoffen viele Angehörige, dass die mit den Mitarbeitern des Pflegeheims geteilte Pflege sie sowohl physisch entlastet als auch ihre emotionale Last leichter werden lässt. Doch dann bleiben über den Tag des Heimeinzugs hinaus Schuldgefühle oder Zweifel bestehen und schmälern die erhoffte Erleichterung. Die Gefühlswelt ist komplex (Teng et al. 2020),

Ergänzende Information Die elektronische Version dieses Kapitels enthält Zusatzmaterial, auf das über folgenden Link zugegriffen werden kann [https://doi.org/10.1007/978-3-662-64480-5_6].

das heißt, die Gefühle lassen sich nur schwer voneinander trennen und oftmals wechseln sie sich ab oder widersprechen sich sogar. Erleichterung und Schuldgefühle können gleichzeitig nebeneinanderstehen. Das Erleben ist zudem höchst individuell und gestaltet sich bspw. je nach Geschlecht oder Verwandtschaftsverhältnis der Angehörigen unterschiedlich. Ehepartner, insbesondere Ehefrauen, fühlen sich auch noch eine Weile nach dem Heimeinzug belastet, da sie sich zeitlich noch viel in die Pflege ihres Mannes einbringen und emotional stärker involviert sind als es andere Verwandten sind (Sury et al. 2013).

Die Literatur teilt das Erleben betroffener Angehöriger oftmals in die Zeit vor und in die Zeit nach dem Heimeinzug ein. Um Ordnung in das breite Gefühlsspektrum zu bringen, wird diese Aufteilung im Folgenden beibehalten, doch muss auch anerkannt werden, dass der Heimübergang ein länger andauernder Prozess ist und die darin aufkommenden Gefühle dementsprechend nicht zwangsläufig zeitlich limitiert sind (vgl. Afram et al. 2015). Für manche Empfindungen mag die Einteilung in „davor" und „danach" passen, z. B. Erleichterung tritt vielmehr nach und weniger vor dem Heimeinzug auf, andere wiederum, wie Schuldgefühle, können den gesamten Prozess über präsent sein, sie sind also unabhängig davon, ob der Heimeinzug bereits stattfand oder noch aussteht.

6.2 Gefühle vor dem Heimeinzug

Im Zusammenhang mit der Entscheidung für einen Heimplatz empfinden viele Angehörige *Trauer*, *Stress*, *Kummer* und *Scham* (Afram et al. 2015) und das gesamte Erlebnis Heimeinzug wird oft als kritisches Lebensereignis, Krise oder traumatisches Ereignis erfahren (Teng et al. 2020; Graneheim et al. 2014; Afram et al. 2015). Bestimmte Empfindungen sollen näher betrachtet werden. Manche von ihnen stehen klar im Zusammenhang mit dem bevorstehenden Heimeinzug, andere sind unabhängig von diesem, kennzeichnen aber dennoch das Erleben Angehöriger, die einen Verwandten (noch) zuhause pflegen.

6.2.1 Scham

Das obige Beispiel verdeutlicht wie sich die darin agierende Tochter selbst für ihre Ekelgefühle, ihre Ungeduld sowie ihre scheinbare Undankbarkeit schämt. Scham empfindet sie auch darüber, in der Verantwortung gegenüber der Mutter versagt zu haben – auch wenn sie in ihrem Inneren weiß, dass die Entscheidung für eine Heimunterbringung für sie, aber auch ihre Mutter, die richtige ist. Viele betroffene Angehörige schämen sich dafür, ihn oder sie in ein Pflegeheim zu geben, das Versprechen, als Kind für die alten Eltern da zu sein, nicht mehr zu halten sowie die eigenen Erwartungen und die Erwartungen der Familie nicht mehr zu erfüllen (Afram et al. 2015; Graneheim et al. 2014; Høgsnes et al. 2014). Manche Familien haben ihren pflegebedürftigen Verwandten ein Leben bis zum Tod in den eigenen vier Wänden versprochen und müssen nun erleben, dieses Versprechen nicht halten zu können. Zusammen mit der empfundenen Scham kann das Gefühl, sich als Betrüger oder Verräter zu sehen, einhergehen. Es kann aber auch sein, sich für den zu pflegenden Verwandten z. B. aufgrund von auffälligem Verhalten in der Öffentlichkeit zu genieren (Graneheim et al. 2014). Die beschriebenen Gefühle und Gedanken sind nicht verwerflich. Niemand kann etwas gegen seine Gefühlsregungen tun, sie sind immer wertfrei. Denn sie tauchen ohne das eigene Zutun auf, ob wir dies wollen oder nicht. Diese unangenehmen Empfindungen können leichter werden, wenn Angehörige erkennen und davon überzeugt sind, dass die Versorgung im Pflegeheim die richtige ist, und die Entscheidung für den Heimplatz von allen in der häuslichen Pflege Beteiligten und anderen Bezugspersonen mitgetragen wird.

6.2.2 Sich vom (früheren) sozialen Leben isoliert fühlen

Das Erbringen von häuslicher Pflege macht es für viele pflegende Angehörige schwer, soziale Kontakte zu pflegen und insbesondere vor einem Heimeinzug kann die Pflege sehr zeitintensiv sein. Angehörige fühlen sich aber auch von anderen Familienmitgliedern oder Freunden abgeschnitten, wenn diese nicht das Verständnis für die Pflege oder die Bereitschaft zu helfen aufbringen (Teng et al. 2020). Soziale Distanzierung kann aber auch vom Umfeld ausgehen, indem pflegende Angehörige bspw. weniger eingeladen werden (Høgsnes et al. 2014), weil sie „sowieso" nie Zeit oder sich selbst rargemacht haben und ihr Lebensinhalt hauptsächlich von Pflegesorgen und Pflegethemen geprägt ist.

6.2.3 Die eigenen Bedürfnisse hintenanstellen müssen und Mehrfachbelastung erfahren

Mit zunehmender Pflegebedürftigkeit erleben viele pflegende Angehörige, dass für sie selbst wenig oder keine Zeit mehr bleibt (Høgsnes et al. 2014).

Alles richtet sich nach der Versorgung des zu pflegenden Verwandten, die eigenen Bedürfnisse sowie Zeit für andere nahestehenden Menschen (z. B. Ehepartner, (Enkel-) Kinder) kommen zu kurz (Teng et al. 2020). Auch berichten viele, dass die Anstrengung, sich Freiräume zu schaffen, zu hoch ist und deswegen nehmen sie sie nicht auf sich (Høgsnes et al. 2014). Pflegende, erwachsene Kinder mit eigener Familie möchten nicht nur der Pflege ihrer alten Eltern, sondern auch den eigenen Kindern gerecht werden, insbesondere, wenn sie noch im Kleinkind- oder Schulalter sind. Doppel- oder sogar Mehrfachbelastungen dieser Art zu erfahren, schränken wiederum die Fähigkeit und Bereitschaft ein, sich um sich selbst zu kümmern und nehmen Einfluss auf die Entscheidung, einen Heimplatz für die pflegebedürftige Mutter oder den pflegebedürftigen Vater zu suchen (Teng et al. 2020).

6.2.4   Gefühl der Unsicherheit

Allein schon die Entscheidung für einen Heimplatz zu fällen, löst Unsicherheit aus. Zudem wird sie von vielen pflegenden Angehörigen allein, ohne die Beteiligung weiterer Familienmitglieder oder anderer Personen, und mehr oder weniger unvorbereitet getroffen, besonders wenn es zu Stürzen oder akuten Erkrankungen mit anschließenden Krankenhausaufenthalten kommt, die plötzlich einen Heimplatz erforderlich machen (Teng et al. 2020). Nicht über das nötige Wissen über Pflegebedürftigkeit aufgrund von Alter oder Krankheit zu verfügen, den unvorhersehbaren Verlauf einer Erkrankung und mögliche Unterstützungsangebote nicht zu kennen, verstärkt die Unsicherheit. Bleiben Unsicherheit und Zweifel mit der Entscheidung bestehen, versuchen Angehörige diese immer wieder vor sich und anderen zu rechtfertigen (Graneheim et al. 2014). Auch spitzen sich häusliche Pflegesituationen oftmals zu, so dass sich die darin Beteiligten zunehmend unsicher und besorgt fühlen (z. B., wenn *Menschen mit Demenz* nicht mehr unbeaufsichtigt zuhause bleiben können und z. B. die Sorge aufkommt, er oder sie könne den Herd anlassen). Zu merken, dass das Zuhause für den pflegebedürftigen Verwandten und sich selbst nicht mehr sicher ist, führt ebenso dazu, dass der Heimeinzug als unausweichlich erscheint. Das ist zum Beispiel auch dann der Fall, wenn Angehörige sich durch verbal aggressives Verhalten und gar Handgreiflichkeiten des zu pflegenden Menschen bedroht fühlen (Teng et al. 2020; Høgsnes et al. 2014). Weitere Unsicherheiten kommen auf, wenn sich Angehörige angesichts der Pflege hilflos vorkommen, bspw. im Zusammenhang mit dem Management von Diabetes oder Bluthochdruck, einer Wundversorgung oder eigenen körperlichen Einschränkungen bzw. Erkrankungen, die die Pflege zuhause schier unmöglich machen (Teng et al. 2020).

6.2.5 Weitere Gefühlsregungen

Auch fühlen sich Angehörige verletzlich, entmachtet oder machtlos und schuldig, wenn es darum geht, einen Heimplatz zu wählen (Teng et al. 2020). Andere, diese Zeit prägende Empfindungen können Ärger oder Groll bis hin zu Wut oder Hass gegenüber dem pflegebedürftigen Familienmitglied, mentale Erschöpfung, Selbstvorwürfe, Angst, Traurigkeit, Kontrollverlust und Überforderung aufgrund der gesamten Situation sein (Sury et al. 2013; Afram et al. 2015) und womöglich ließe sich diese Auflistung noch erweitern. Viele erreichen also den Scheitelpunkt ihrer mentalen und körperlichen Belastbarkeit, die oftmals noch von gesundheitlichen Problemen (Depression, Bluthochdruck, Gewichts-, Schlafprobleme) begleitet werden (Teng et al. 2020). Die Abgabe der häuslichen Pflege an das Pflegeheim ist die Folge.

6.3 Gefühle nach dem Heimeinzug

Nachdem der Heimplatz bezogen ist, werden viele Angehörige von Selbstvorwürfen, Selbstzweifeln und Bedauern angesichts der getroffenen Entscheidung geplagt. Der Aus- oder Umzug des verwandten Menschen lässt Gefühle wie Einsamkeit, Isolation und Kraftlosigkeit sowie die Sorge, ob es ihm oder ihr im Pflegeheim auch wirklich gut geht, aufkommen (Afram et al. 2015). Die Pflege abzugeben, kann für Angehörige auch das Erleben von Kontrollverlust bedeuten, denn zum einen sind sie für den verwandten Menschen nicht mehr hauptverantwortlich und zum anderen fühlen sie sich angesichts der zunehmenden Pflegebedürftigkeit hilf- bzw. machtlos (Graneheim et al. 2014). Die ersten Besuche im Pflegeheim sind für die meisten Angehörigen aufregend und aufwühlend. So empfinden viele zunächst noch nichts von der erhofften Entlastung, sondern diese muss erst wiedergefunden werden. Auch hier sollen nicht alle, aber ein paar bestimmte Empfindungen, die nach dem Heimeinzug auftreten können, näher betrachtet werden.

6.3.1 Schuldgefühle aufgrund des Gefühls, versagt zu haben

Der Tag des Heimeinzugs beendet die häusliche Pflege und viele Angehörigen bewerten dies damit, es nicht (länger) geschafft, also aufgegeben oder versagt zu haben (Sury et al. 2013; Høgsnes et al. 2014; Neubert 2017). Damit einher geht oft die bereits oben beschriebene Scham, nicht mehr pflegender Angehöriger zu sein (Graneheim et al. 2014). Doch die Beziehung bleibt bestehen und Angehörige von Heimbewohnern spielen bei deren Versorgung immer noch eine große Rolle – sofern sie das möchten (siehe hierzu auch Kap. 8). Mit dem Heimeinzug ändert sich erst mal „nur" das Räumliche, die Beziehung zwischen den Verwandten bleibt bestehen, genauso wie weiterhin kleinere Pflegeaufgaben als Zeichen der Verbundenheit wahrgenommen werden können. In der Altenpflege Beschäftigte betonen immer wieder, dass die Angehörigen im Grunde nun aller pflegerischen und versorgenden Aufgaben enthoben sind, nicht jedoch der seelischen Zuwendung und dem Spenden familiärer Zugehörigkeitsgefühle gegenüber ihrem pflegebedürftigen Verwandten.

> *Die Pflege zuhause wird aus guten Gründen aufgegeben, das bedeutet nicht, dass Sie als pflegender Angehöriger versagt haben und sich deswegen schuldig fühlen oder schämen müssen.*

Ähnlich zu Schuldgefühlen ist das Empfinden eines schlechten Gewissens, Selbstvorwürfen und Selbstzweifeln. Pflegende Angehörige werden bspw. von einem schlechten Gewissen geplagt, wenn sie dem verwandten Menschen (mit Demenz) nicht wahrheitsgemäß gesagt haben, dass er oder sie ins Pflegeheim umziehen wird (Cronfalk et al. 2017), aber auch wenn sie nicht wahrheitsgemäße Gründe angeben, warum er oder sie nicht mehr Zuhause leben kann. Das schlechte Gewissen, die Selbstvorwürfe und Zweifel pflegender Angehöriger werden weiter geschürt, wenn mitanzusehen ist, dass die Versorgung nicht optimal verläuft und/oder er oder sie sich im Pflegeheim nicht wohl fühlt (Cronfalk et al. 2017; Graneheim et al. 2014). So kommt es, dass manche Angehörige solange sie können bspw. bei den Mahlzeiten helfen oder das Frisieren übernehmen, um zum einen ihre Fürsorge aufrechtzuerhalten und zum anderen, um ihr Gewissen zu beruhigen. Müssen die Besuche aufgrund von anderen Verpflichtungen oder Krankheit ausgesetzt werden, so befeuert dies sofort wieder das schlechte Gewissen.

Schuldgefühle, Gewissensbisse und Selbstvorwürfe rühren auch daher, dass in der Öffentlichkeit und selbst unter pflegenden Angehörigen Vorbehalte gegenüber Pflegeheimen bestehen (Nguyen et al. 2018). Dieser „schlechte Ruf" der Versorgungsqualität in deutschen Pflegeheimen beruht oft auf dem durch die Medien vermittelten Bild, in dem positive Schlagzeilen nur selten zu finden sind. Hätten Angehörige ein ausgewogeneres Bild von Pflegeheimen, in dem sie kein Ort für abgeschobene Existenzen, sondern eine lebenswerte Wohnform im Alter darstellen, müssten sie sich weniger mit schlechten Gefühlen plagen, wenn ein nah verwandter Mensch ins Heim zieht.

Schuldgefühle werden in beinahe jeder Publikation zum Erleben pflegender Angehöriger während des Heimübergangs genannt, was die Schlussfolgerung erlaubt, dass Schuldgefühle, Gewissensbisse und Selbstvorwürfe die häufigsten und stärksten Empfindungen sind. Dies bestätigen auch in der Altenpflege Tätige. Dass das so ist, rührt allein schon daher, dass pflegende Angehörige die alleinige Verantwortung für die Entscheidung zum Heimeinzug tragen, wenn sie nicht durch bspw. andere Verwandte, die diese Entscheidung mittragen, geteilt wird. Oder es gar der pflegebedürftige Mensch selbst war, der den Umzug ins Pflegeheim initiierte oder in gesunden Jahren schon erklärt hat, er oder sie möge bei Pflegebedürftigkeit in einem Pflegeheim leben – aber das ist eher selten der Fall.

6.3.2   Trauer über den Verlust des Verwandten

Der Umzug des zu pflegenden, verwandten Menschen ist ein schwerer Einschnitt im Leben der Familie. Er oder sie ist räumlich nicht mehr da, wo er zumeist jahrelang vielleicht sogar Jahrzehnte lang gewohnt hat (Høgsnes et al. 2014; Nguyen et al. 2018). Bei Paaren ist die gemeinsame Wohnung auf einmal wie leer. Die menschliche Psyche reagiert darauf mit Trauer. Zu beobachten ist dann, dass Angehörige keine Veränderungen in der gemeinsamen Wohnung vornehmen und sie lieber so lassen wie sie immer war. Aber auch das Gegenteil kann sein, indem das Ausräumen der nicht mehr benötigten Dinge einem Abschiednehmen gleicht und dabei helfen soll, die Trauer zu bewältigen. Das Phänomen, wenn Menschen beginnen, um jemanden zu trauern, bevor der- bzw. diejenige verstorben ist („antizipatorische Trauer"), wird häufig im Zusammenhang mit Angehörigen von *Menschen mit Demenz* genannt. Denn die zum Teil enormen Wesensveränderungen der erkrankten Menschen lassen sie so stark verändern, dass sie kaum noch den Personen ähneln, die sie einmal waren, was ihre nahen Verwandten unweigerlich trauern lässt. Sury et al. (2013) beschreiben, dass die pflegenden Angehörigen von Menschen mit Demenz die antizipatorische Trauer zweimal durchleben, einmal aufgrund der Erkrankung und ein zweites Mal im Zuge der Heimeinweisung. Aber auch bei pflegenden Angehörigen generell kann sich die Trauer nach dem Heimeinzug erst einmal verstärken, denn das Pflegeheim markiert die letzte Station im Leben des geliebten Menschen, in der er oder sie von zunächst fremden Menschen begleitet wird (Graneheim et al. 2014). Umso wichtiger ist es, dass Angehörige in diesem Ablösungs- und Trauerprozess begleitet werden, um einerseits mit der Veränderung zuhause gut umzugehen und andererseits ihren Platz an der Seite des Heimbewohners zu finden

(Nguyen et al. 2018 schlagen hierzu „Rooming-In" vor, das Angehörigen ermöglicht zu Beginn mit im Pflegeheim zu leben, in Deutschland bisher eine
sehr selten angebotene Möglichkeit).

6.3.3   Veränderungen in der (Paar-) Beziehung erleben

Mit der Trauer um den Verwandten einhergehend treten Gefühle des Allein-
seins auf. Mit zunehmender Pflegebedürftigkeit wird der ältere Mensch oftmals nicht mehr als die Person erlebt, die man über Jahre hinweg gekannt und
geliebt hat. Pflegende Angehörige fühlen sich in der Folge allein gelassen,
auch wenn er oder sie noch zuhause lebt, mehr aber noch, wenn auch die
räumliche Distanzierung durch den Umzug ins Pflegeheim dazukommt.
Hierzu zählt auch, dass der pflegebedürftige, vielleicht demenziell veränderte
Partner keine Zärtlichkeiten mehr zeigen kann, so dass liebevolle Gesten oder
Berührungen der Angehörigen einseitig bleiben (Høgsnes et al. 2014). Dies
ist natürlich auch in Pflegebeziehungen zwischen Eltern und Kindern erleb-
bar. Der Umzug ins Pflegeheim birgt aber auch die Chance, dass sich die Beziehung zwischen den Verwandten neu-ausrichtet und qualitativ wieder als
gut oder sogar als besser erlebt wird. Angehörige haben weniger pflegerische
und organisatorische Aufgaben inne und somit mehr Zeit und Kraft für gemeinsame Aktivitäten zur Verfügung (vgl. Nguyen et al. 2018), wodurch sich
bspw. angespannte Verhältnisse wieder entspannen können.

6.3.4   Gedanken an das Sterben

In manchen Familien wird bereits in gesunden Jahren über das Sterben gesprochen und bspw. auch darüber, wie man sich seine Beerdigung wünscht. In
anderen Familien sind dies eher Tabuthemen. So kommt es vor, dass diese
Gedanken dann erst zum Heimeinzug eines Verwandten auftreten. Diese beziehen sich sowohl auf die Heimbewohnerin als auch auf sich selbst (Høgsnes
et al. 2014). Es ist nicht unüblich oder illegitim, dass Angehörige denken oder
auch laut sagen „es wäre besser, er oder sie möge sterben" anstatt noch lange
im Pflegeheim zu leben. Die Gedanken an den eigenen Tod beinhalten auch
die Sorge, den Heimbewohner zu überleben, und damit kommt die Frage auf,
wer dann dafür sorgt, dass es ihm auch weiterhin gut geht. Wieder andere
Angehörige äußern sich darüber nachdenklich, der Erkrankung noch viele
Jahre zusehen und den körperlichen wie kognitiven Abbau des verwandten
Menschen psychisch verkraften zu müssen (Cronfalk et al. 2017; Sury et al.

2013). Zumal dies Jahre sein können, in denen auch die eigene Gesundheit vielleicht Stück für Stück nachlässt.

6.3.5 Sich nicht willkommen fühlen

Fühlen sich Angehörige in der Rolle als Besucher im Pflegeheim nicht willkommen, in den Augen der Mitarbeiterinnen als störend und/oder haben das Gefühl, dass ihre Meinungen und Wünsche nicht ernst genommen werden (Cronfalk et al. 2017; Graneheim et al. 2014), so erschwert dies das Einleben ungemein und trägt nicht dazu bei, das Lebensereignis Heimeinzug positiv zu bewältigen. Stattdessen bleiben Schuldgefühle und Gewissensbisse ständige Begleiter. Wenn sich das Gefühl, nicht willkommen zu sein, zu stören oder nicht ernst genommen zu werden, nicht legt, sollten Angehörige das Gespräch mit den Verantwortlichen im Pflegeheim suchen (siehe hierzu auch Kap. 8).

6.3.6 Besser verstehen zu wollen

Insbesondere für Angehörige von *Menschen mit Demenz* ist es oft schwer, die Erkrankung und wie sie sich zeigt zu begreifen. Dabei ist es ihnen aber ein dringendes Bedürfnis, das Erkrankungsbild zu verstehen, um bspw. leichter mit ihrem Verwandten umgehen zu können (Cronfalk et al. 2017). Angehörige können von den Mitarbeitern des Pflegeheims lernen, indem sie sich zum Beispiel abschauen oder erklären lassen, wie z. B. validierende Kommunikation mit Menschen mit Demenz gestaltet wird. Zu empfehlen ist ebenso Ratgeberliteratur, deren Inhalt für Laien gut verständlich aufbereitet ist. Zu empfehlen sind diese fünf Publikationen:

* „Unter Tränen gelacht – Mein Vater, die Demenz und ich", Bettina Tietjen, 2016 (Piper)
* „Diagnose Demenz – Ein Mutmachbuch für Angehörige", Monika Pigorsch, 2017 (Springer)
* „Das Herz wird nicht dement", Udo Bär & Gabi Schotte-Lange, 2019 (Beltz)
* „Die Demenz und Ich – Herz über Kopf: Ein Ratgeber für Angehörige und Betroffene, der Hoffnung gibt", Miriam Sonnenberg, 2020 (Independently published)
* „Dich vergesse ich nie", Rachel Ip, 2021 (Ravensburger, Buch für Kinder)

6.3.7 Sich weiterhin verbunden und fürsorglich fühlen

Die Rolle als pflegende Angehörige endet nicht mit dem Heimeinzug. Viele Angehörige wollen ihrem Verwandten weiterhin nah und für ihn bzw. da sein (Cronfalk et al. 2017; Graneheim et al. 2014; Sury et al. 2013). Da sie nun weniger aktiv pflegen, denn die rund-um-die-Uhr-Versorgung übernehmen nun die Mitarbeiterinnen des Pflegeheims, schreiben sie sich oft eine weitere Aufgabe zu, nämlich die Identität und Lebensqualität des Heimbewohners zu wahren (Sury et al. 2013; Teng et al. 2020). Während ihren Besuchen möchten sie einfach für ihn da sein und ihm etwas Gutes tun (anfangs z. B. indem sie das Zimmer persönlich gestalten, später durch gemeinsame Aktivitäten wie Ausflüge). Auch nehmen Angehörige die Rolle von Fürsprecherinnen ein, die die Wünsche und Bedürfnisse der Heimbewohnerin an ihrer statt kommunizieren (z. B. Vorlieben beim Essen). Hierzu gehört auch, dass sie die Pflege des Heimbewohners sehr genau im Auge behalten. Sie achten bspw. genau darauf, wie mit den Heimbewohnerinnen gesprochen wird, ob sie gepflegt sind und jeden Morgen sauber gekleidet werden. Die Mitarbeiter des Pflegeheims sollten ihnen diese überwachende Aufgabe auch zugestehen. Indem sie einfühlsam und verständig mit „kritischen" Angehörigen umgehen, helfen sie ihnen dabei, Vertrauen aufzubauen und sie als Teammitglieder zu gewinnen. Denn beide Seiten haben doch dasselbe Ziel, nämlich, dass es der jeweiligen Heimbewohnerin gut geht. Die besondere und wichtige Rolle, die Angehörige im Leben von Heimbewohnern spielen, wird in Kap. 8 eingehender thematisiert.

6.3.8 (Un-) Zufriedenheit mit der Qualität der Versorgung

Sind Angehörige von Heimbewohnerinnen zufrieden mit der Pflege, sinkt ihr Belastungsempfinden und Zweifel sowie Schuldgefühle werden gemildert. Dagegen bewirkt Unzufriedenheit das Gegenteil und lässt die Angehörigen an der Richtigkeit der Heimunterbringung zweifeln. Unzufriedenheit kommt bspw. auf, wenn der Heimbewohner zu Besuchszeiten ohne erklärende Gründe noch nicht angezogen ist, Informationen nicht weitergegeben wurden oder wenig Angebote z. B. im Rahmen der sozialen Betreuung stattfinden. Sind Angehörige unzufrieden, aber wissen um die möglichen Gründe und können diese nachvollziehen, zeigen sie dafür in der Regel Verständnis. Angehörigen steht es völlig frei, wann sie zu Besuch kommen möchten (außer beim Ausbruch von Infektionserkrankungen oder Pandemien). Somit ist es zu jeder Zeit möglich, ins Heim zu gehen und einen Eindruck von der Pflege zu bekommen, was wann und wie an Pflege und Versorgung stattfindet, und auch um zu prüfen, ob die Unzufriedenheit berechtigt ist.

6.3.9   Entlastung erfahren und sich wieder frei fühlen

Lebt der bzw. die pflegebedürftige Verwandte im Pflegeheim, erweitert sich der Bewegungsradius ihrer pflegenden Angehörigen wieder und eröffnet ihnen Freiräume, in denen sie wieder aufatmen, zur Ruhe kommen und Kraft tanken können (Graneheim et al. 2014; Neubert 2017). Dies ist insbesondere dann von Bedeutung, wenn eigene Einschränkungen die Pflege zuhause erschwert haben und mitausschlaggebend für den Heimeinzug waren (Cronfalk et al. 2017). Doch für manche wird die wiedergewonnene Freiheit von Schuldgefühlen überschattet und kann erst genossen werden, wenn die Erschöpfung auskuriert und Gefühle der Einsamkeit überwunden sind (Høgsnes et al. 2014). Nicht immer vergeht diese Zeit rasch. Manche Angehörige müssen erneut lernen, sich selbst wieder in den Mittelpunkt ihres Lebens zu stellen und für ihr eigenes Wohl zu sorgen (Anregungen hierzu sind in Kap. 8 zu finden). Wiederholt soll betont werden, dass dies natürlich parallel zum Wohl des Heimbewohners von Bedeutung ist. Denn nur, wenn Angehörige erleben, ihm geht es gut und er ist im Pflegeheim besser, jedoch mindestens ebenso wie zuhause versorgt, beginnen sie – bestenfalls ohne schlechtes Gewissen – die wiedergewonnene Lebensqualität in Form von Zeit und Selbstbestimmung für sich zu nutzen (z. B. indem sie Freundschaften wieder aufleben lassen, Hobbys nachgehen, eine Reise unternehmen etc.), wodurch ihre Belastung sinkt und Entlastung spürbar wird.

6.3.10   Annehmen

Der Heimeinzug ist ein schwieriger, aber oftmals der einzig mögliche und damit richtige Schritt. Angehörige tun gut daran, diese Veränderung im Lebensplan als Unabänderlichkeit anzunehmen, sich von früheren (gemeinsamen) Plänen zu verabschieden (z. B. im Alter gemeinsam zu reisen) und sich neu – ohne die Partnerin oder das Elternteil – auszurichten (Høgsnes et al. 2014; Neubert 2017).

Es kann einige Zeit dauern, bis Sie die Tatsache, dass ihr Verwandter bzw. ihre Verwandte in einem Pflegeheim lebt, „verdaut" haben. Das ist verständlich, aber auch wenn es schwerfällt, diese Veränderung anzunehmen, vergessen Sie nicht sich selbst und nutzen Sie Ihre wieder gewonnene Freiheit.

6.4   Konflikte in der Familie

Neben den engsten Angehörigen und der künftigen Heimbewohnerin sind weitere Familienmitglieder am Heimübergangsprozess beteiligt. Denn die Frage „Was tun und wohin mit den alt gewordenen Familienangehörigen, wenn sie pflegebedürftig werden?" lässt in vielen Familien „alte", sprich, frühere Konflikte wieder aufleben. Manch Verdrängtes treibt wieder an die Oberfläche, vermeintlich Selbstverständliches wird schwierig und scheinbar verheilte Wunden brechen wieder auf.

An dem Zeitpunkt, an dem häusliche Pflege nicht mehr zu stemmen ist, fällt oft auf, dass sie auf den Schultern einer einzelnen Person lastete. Meistens ist diese eine Frau in der Familie, also Ehefrau, Tochter oder Schwiegertochter. Diese Geschlechterverteilung unter häuslich Pflegenden ist auch unlängst empirisch bekannt. In jüngsten Berechnungen des Instituts der deutschen Wirtschaft sind häuslich pflegende Angehörige zu 60 Prozent Frauen und zu rund 40 Prozent Männer (Kochskämpe et al. 2020). Die pflegende Frau in der Familie ist aber nicht nur Pflegende, sondern sie besetzt noch weitere Rollen (Kind ihrer Eltern, Ehefrau, Mutter, …) und dementsprechend möchte und muss sie vielen Aufgaben gerecht werden. Mit der Offenlegung, dass die Last allein getragen und damit zu schwer wurde, kann für pflegende Angehörige das Gefühl einhergehen, dass sie ausgenutzt und von der Familie ausgegrenzt wurden. In der Folge können sie dagegen aufbegehren oder sich enttäuscht weiter zurückziehen, egal wie sie sich verhalten, dies belastet unweigerlich die Beziehungen zu weiteren Familienmitgliedern.

Ein gar nicht so seltenes Beispiel aus der Praxis soll aufkommende Schwierigkeiten innerhalb der Familie verdeutlichen. Frau T. ist unglücklich, verärgert und versteht die Welt nicht mehr. Sie hatte sich über Jahre um ihre verwitwete, pflegebedürftig werdende Mutter gekümmert, welche aufgrund mehrerer Schlaganfälle immer immobiler wurde. Ihre ältere Schwester wohnte im Ausland, da lag es auf der Hand, dass die Jüngere diese Aufgabe übernimmt. Als zusätzlich eine Demenz einsetzte, entschloss sie sich (im Einklang mit der Mutter sowie ihrer Schwester), sie vollstationär unterzubringen und besuchte sie dort täglich. Zunächst schien auch alles gut. Doch nach einiger Zeit begann die Mutter, deren Demenz immer weiter fortschritt, zu klagen: „Was soll ich hier in diesem Heim? Deine Schwester hätte das nie mit mir gemacht. Du hast mich einfach weggegeben. Du brauchst mich gar nicht mehr besuchen. Ich will, dass deine Schwester kommt und mich zu sich holt". In Frau T. brach ein alter Schmerz wieder auf: Die Ältere, die Sportlichere, die Kluge, die Tüchtige, die Studierte, die „etwas aus ihrem Leben gemacht hat" – der Stolz der Eltern! Sie selbst hatte „nur" eine einfache Lehre vorzuweisen, zwei Kinder großgezogen und war genau das geworden, was man landläufig als „Heimchen am Herd" bezeichnete. Was war jetzt mit der Mutter los? Bisher war sie immer dankbar gewesen. Und auch das Verhältnis von Frau T. zu ihrer älteren Schwester litt unter ihrem Kummer.

In dem Beispiel wird das entfernt lebende (oder sich kaum bis gar nicht einbringende) Familienmitglied dem „Kümmerer" vorgezogen. Hierfür gibt es verschiedene Erklärungen, so viele wie sich unterschiedliche familiäre Konstellationen finden lassen. In dem genannten Beispiel kann eine mögliche Erklärung sein: Mit der Zunahme der Demenz und damit einhergehend mit dem zunehmenden Verblassen der jüngeren Vergangenheit, gingen die Erinnerungen der Mutter von Frau T. immer weiter zurück – zu der intelligenteren, tougheren, eben „besseren" Tochter, welche sie noch dazu lange nicht mehr gesehen hatte. Diese würde ihr ganz sicher helfen. Durch die Folgen der Demenz waren der Mutter Frau T.'s Unterstützungen nicht mehr so präsent. Frau T. selbst hat, vielleicht sogar unbewusst, neben ihrer aufrichtigen Fürsorglichkeit, all die Jahre versucht, auf ihre Weise der Mutter zu zeigen, dass auch sie ihre Achtung „verdient" hat und auf ihre Zuwendung gehofft. Doch stattdessen brechen die alten Wunden erneut auf. Es gehört nicht zu den Zielen dieses Ratgebers, für solche Beispiele eine Konfliktlösung aufzuzeigen, doch da es einer ganz realen Praxiserfahrung entsprang, soll erwähnt sein, dass es gelang, Frau T. (und auch ihrer Mutter) zu helfen.

Ein anderes Beispiel familiärer Konflikte ist finanzieller Natur und ist häufig, vielleicht am häufigsten, zu beobachten. Herr P., ein gutmütiger alter Herr mit einer fortgeschrittenen Demenz kommt zur Heimaufnahme. Er hat zwei Söhne, eine Vollmacht liegt nicht vor. Gleich zu Beginn zeigen sich Differenzen zwischen beiden Söhnen: „Mein Vater trinkt nur Leitungswasser oder Tee" sagt der Jüngere. „Stimmt doch gar nicht, er mag viel lieber Saftschorle und abends sehr gern ein Bier, es kann auch alkoholfrei sein", widerspricht der Ältere. „Außerdem müssten wir ihm noch ein paar Hosen mit Gummibund kaufen, er tut sich furchtbar schwer mit den Knöpfen seiner Anzughosen", fährt der Ältere weiter fort. „Kaufen müssen wir gar nichts, die Pflege ist zuständig, dass er damit zurechtkommt, das ist doch deren Aufgabe", kontert der Jüngere. „Aber alles, was er noch selbstständig, wenn auch mit personeller Hilfe, kann, sollte er doch tun können, gerade in so intimen Dingen", führt der Ältere (richtig) aus. Und so geht es weiter und schon bald wird sehr deutlich, welche Schwerpunkte beide Söhne bezüglich der Pflege ihres Vaters haben. Dem einen geht es vor allem um dessen Wohlergehen, dem anderen zwar auch um die Versorgung (denn sonst hätte er ja nicht einer Heimunterbringung zugestimmt), doch bei ihm steht das Geld im Vordergrund. Es sei dahingestellt, aus welchen unterschiedlichen Motiven (wie z. B. frühere finanzielle Bevorzugung des einen durch den Vater, unterschiedliche Haltungen zu Geld im Allgemeinen, Missgunst, alte seelische Verletzungen, etc.) die Finanzierung des Heimplatzes die beiden Brüder so unterschiedliche Haltungen einnehmen ließ. Wenn es um Geld geht, insbesondere das Hergeben davon, kommt es sehr häufig zu Differenzen. Das kann bis zu offenem Hass führen, besonders wenn es um „große Posten" wie z. B. die Heimkosten geht. Das einzig Hilfreiche bezüglich finanzieller Aspekte des Älterwerdens ist, wenn von Seiten der Senioren in gesunden Zeiten entsprechend Vorsorge getroffen wird. Es sollte jeder möglichst genau verfügen, wie mit seinem Vermögen zu welcher Zeit verfahren werden soll. Zudem ist es hilfreich, eine Art persönlichen Fragebogen darüber zu verfassen, was man gern oder gar nicht mag (Beschäftigungen, Speisen und Getränke, Schlafgewohnheiten, usw.).

> **Tipp**
>
> *Im Anhang dieses Ratgebers finden Sie eine beispielhafte Vorlage für diese Art Fragebogen (s. auch elektronisches Zusatzmaterial). So können Sie – vielleicht zusammen mit Ihrem Verwandten – seine bzw. ihre persönlichen Gewohnheiten und Vorlieben, die sich über die Lebenszeit hinweg entwickelt haben, schriftlich festhalten.*

Mithilfe von Vorsorgevollmachten, Patientenverfügungen und sonstigen Dokumenten, die den persönlichen Willen bei medizinisch-pflegerischen Entscheidungen aber auch schlicht die täglichen Gewohnheiten und Vorlieben schriftlich festhalten, wird im Fall von Pflegebedürftigkeit einiges erleichtert. Denn der persönliche Wille des Einzelnen ist ein hohes Gut und findet in aller Regel die entsprechende Beachtung. Natürlich wird damit kein Charakter der sich kümmernden Angehörigen geändert, aber es wird relativ sichergestellt, dass die eigenen Wünsche respektiert werden.

Nicht immer aber kommt es zu familiären Konflikten, sondern es können sich auch überraschend positive Entwicklungen innerhalb der Familie wie Übernahme von Verantwortung, Einsicht in Notwendigkeiten und Bereitschaft zu versöhnlicher Einigung zeigen. Auch dies soll anhand eines Beispiels aus der Praxis verdeutlicht werden. Frau B. zieht in ein Pflegeheim ein. Ihre Lebenszeit ist nur noch eng bemessen. Sie leidet unter einer Tumorerkrankung mit fortgeschrittener Metastasierung und wird nur noch palliativ behandelt (d. h., es werden nur noch Symptome gemildert und für eine bestmögliche Lebensqualität gesorgt, aber es werden keine therapeutischen Maßnahmen mehr ergriffen). Ihr Mann ist noch rüstig und steht ihr nach wie vor bei. Beide haben eine Tochter und einen Sohn. Erstere wohnt in New York, der

Sohn in der Nähe des Elternhauses. Frau B. bedauert immer wieder, dass es vor vielen Jahren zum Zerwürfnis zwischen der Tochter und der Familie kam. Dies führte letztlich zu dem Entschluss der Tochter, möglichst weit von den Eltern wegzuziehen. Trotzdem war die Tochter über die Erkrankung ihrer Mutter informiert worden und stand seitdem in regelmäßigem Telefonkontakt mit ihr und vor allem mit ihrem Vater, um das Krankheitsgeschehen zu verfolgen. Frau B.'s Zustand verschlechterte sich rasch und es war abzusehen, dass ihr Versterben bevorstand. Als die Tochter, Frau S., davon erfuhr, kam sie mit dem nächstmöglichen Flug in ihre alte Heimat. Gemeinsam begleiteten der Ehemann und die beiden Kinder Frau B. bis zu ihrem Lebensende. Während der darauffolgenden Zeit und über die Beerdigung hinaus hat es viele und intensive Gespräche gegeben. Frau S. hörte auch vom Pflegepersonal des Heimes, wie liebevoll sich Ehemann und Sohn um ihre Mutter gekümmert hatten. In ihr begann es zu arbeiten. Sie suchte die Aussprache mit dem Vater und beide gingen aufeinander zu. In ihr reifte der Entschluss, zurück zu ihrer Familie zu gehen. Sie wollte nicht noch ihren Vater oder möglicherweise auch den Bruder verlieren, ohne nicht wieder mehr an ihrem Leben teilzuhaben bzw. mit in ihrem Leben zu sein. Sie sagte: „Der Tod meiner Mutter hat mir meine eigene Vergänglichkeit gezeigt und mir damit nahegebracht, alles Ungute, Ungelöste in meinem Leben entweder loszulassen oder es für mich selbst sowie für andere positiv zu verändern".

Dieses Kapitel beschäftigte sich mit dem Gefühlsleben der Angehörigen, die den Heimeinzug eines verwandten Menschen begleiten. Eines sollte dabei unbedingt vermittelt werden: Als Angehörige gibt es kein Gefühl, welches ungehörig oder gar verwerflich wäre. Die Palette aller Regungen ist groß. Nur, wie damit umgegangen wird und was sie in jedem Einzelnen bewirken, das macht den Unterschied. Wann immer es nötig ist, besonders, wenn die Gefühle sehr belastend werden, dann suchen Sie sich Hilfe. Diese kann im Familien-, Freundes- oder Bekanntenkreis zu finden oder professioneller Art sein (siehe hierzu auch Kap. 7). Die Entscheidung, sich selbst oder einen nahestehenden Menschen, einem Pflegeheim anzuvertrauen, hat auch deshalb eine andere Dimension, weil sie uns zu etwas Unabänderlichem führt: Zu den Gedanken an die „letzte Lebensstation", den Tod des künftigen Bewohners, aber auch zu der Tatsache unserer eigenen Sterblichkeit. Keinem von uns bleibt das Älterwerden, damit verbundene Verluste und letztlich das Sterben erspart. Vielleicht ist es vor dem Hintergrund dieses Bewusstwerdens zu verstehen, warum in uns so viele, durchaus auch mächtige Gefühle, hervortreten und manchmal geradezu beherrschen. Doch wie bereits erwähnt, unsere Gefühlswelt ist ohne unser aktives Zutun immer präsent. Sie ist Teil unserer Individualität und macht uns aus, also sollten wir sie annehmen. Doch wir sind, im Falle der negativen Gedanken, ihnen nicht völlig ausgeliefert. Dieses

Buch soll besonders auch dazu dienen, sich nicht allein zu fühlen. Es gibt Hilfe, Ratschläge, Institutionen und vor allem aber Menschen, welche einem in schwierigen und entscheidungsträchtigen Situationen zur Seite stehen.

> **Wichtig**
>
> *Als pflegende Angehörige, die den Übergang eines nahestehenden Menschen in ein Pflegeheim begleiten, dürfen Sie alles fühlen. Doch wenn die Gefühle zu belastend und nicht zu bewältigen erscheinen, suchen Sie sich Hilfe. Anregungen, wie Hilfe aussehen kann und wo sie zu finden ist, bekommen Sie in Kap. 7.*

Literatur

Afram B, Verbeek H, Bleijlevens MH, Hamers JP (2015) Needs of informal caregivers during transition from home towards institutional care in dementia: a systematic review of qualitative studies. Int Psychogeriatr 27(6):891–902. https://doi.org/10.1017/S1041610214002154

Cronfalk BS, Ternestedt B-M, Norberg A (2017) Being a close family member of a person with dementia living in a nursing home. J Clin Nurs 26:3519–3528

Graneheim UH, Johansson A, Lindgren B-M (2014) Family caregivers' experiences of relinquishing the care of a person with dementia to a nursing home: insights from a meta-ethnographic study. Scand J Caring Sci 28:215–224

Høgsnes L, Melin-Johansson C, Norbergh KG, Danielson E (2014) The existential life situations of spouses of persons with dementia before and after relocating to a nursing home. Aging Mental Health 18(2):152–160

Kochskämpe S, Neumeister S, Stockhausen M (2020) Wer pflegt wann und wie viel? Eine Bestandsaufnahme zur häuslichen Pflege in Deutschland. IW-Trends 4/2020. https://www.iwkoeln.de/fileadmin/user_upload/Studien/IW-Trends/PDF/2020/IW-Trends_2020-04-04_Kochsk%C3%A4mper-Neumeister-Stockhausen.pdf. Zugegriffen am 31.07.2021

Neubert L (2017) Das Warten auf einen Heimplatz aus Sicht der Angehörigen. In: Springer „Best of Pflege". Springer, Wiesbaden. ISBN 978-3-658-16439-3

Nguyen N, Renom-Guiteras A, Meyer G, Stephan A (2018) Umzug von Menschen mit Demenz in ein Pflegeheim. Eine qualitative Sekundäranalyse und Literaturübersicht zu Sichtweisen von pflegenden Angehörigen und professionellen Akteuren. Pflege 31(3):155–166

Sury L, Burns K, Brodaty H (2013) Moving in: adjustment of people living with dementia going into a nursing home and their families. Int Psychogeriatr 25(6):867–876

Teng C, Loy CT, Sellars M, Pond D, Latt MD, Waite LM, Sinka V, Logeman C, Tong A (2020) Making decisions about long-term institutional care placement among people with dementia and their caregivers: systematic review of qualitative studies. Gerontologist 60(4):e329–e346

7

Unterstützung finden und Hilfe annehmen – Wer hilft mir?

Seit 2 Jahren kümmert sich Herr R. um seine Schwester. Nach dem Tod ihres Man-
nes verlor sie an geistiger, aber auch an körperlicher Kraft. Herr R. hatte es sei-
nem Schwager versprochen, sich um seine Frau zu kümmern, und er tat es zu-
nächst auch gern. Doch das Kümmern wurde immer schwieriger. Die Schwester
klammerte, er musste ständig erreichbar sein. Hilfesuchend wendete er sich an
den Hausarzt, der ihr ein Antidepressivum verschrieb und Herrn R. vorschlug,
Kontakt zu einem Pflegedienst aufzunehmen. Vom örtlichen Pflegedienst erfuhr
er, dass er zunächst bei der Pflegekasse einen Pflegegrad für seine Schwester be-
antragen solle. Herr R. fühlte sich überfordert. Er sprach mit einer Bekannten,
die ihren Ehemann pflegte. Sie riet ihm, sich an eine Pflegeberatungsstelle zu
wenden, denn die Mitarbeiter dort hätten alle Hilfsangebote im Blick. Bereits im
ersten Gespräch stellte Herr R. erleichtert fest, dass ihm dort verständlich und
verständnisvoll geholfen wurde.

Das Beispiel von Herrn R. ist ein ganz typisches. Oft „rutschen" Angehörige in eine Pflegesituation „hinein" und erst im Laufe der Zeit kommen
Fragen oder Gedanken auf, die einem im Zusammenhang mit dieser Pflege-
rolle auf der Seele liegen. Und auch bei jenen, die aus sich selbst heraus und
völlig selbstverständlich die Pflege eines verwandten oder nahestehenden
Menschen übernommen haben, ist es nicht selten ähnlich. Oft tauchen dann
Selbstzweifel und Fragen wie die folgenden auf: Warum habe ich all das übernommen? Bin ich zu schwach oder unfähig, wenn ich das nun nicht so hin-
bekomme, wie es die anderen und ich selbst von mir erwartet haben? Ist es
nicht egoistisch von mir, zu merken, dass für mich selbst keine Zeit mehr
bleibt? Habe ich nicht gar ein Versprechen gegeben und sollte ich es nicht

© Springer-Verlag GmbH Deutschland, ein Teil von Springer Nature 2022
L. Neubert, K. Neubert, *Das richtige Pflegeheim finden*,
https://doi.org/10.1007/978-3-662-64480-5_7

auch halten? Solche Gedanken und Sorgen sind völlig normal. Nur wer je-
mals pflegte weiß, dass diese Fragen ihre Berechtigung haben, weil eine jede
Pflegesituation auf Dauer mehr verlangt als man zu Anfang denken oder
ahnen konnte. Deshalb sollte sich niemand scheuen, irgendwann – lieber früher als später und bevor die eigenen Grenzen erreicht sind – nach Hilfe
zu fragen.

In diesem Kapitel werden helfende Ressourcen benannt, die in den pflegenden Angehörigen selbst, in ihrer Familie und/oder dem nahen Umfeld
liegen oder im pflegerischen sowie medizinischen Versorgungssystem zu finden sind. Grundsätzlich ist es ratsam, sämtliche Unterstützungsquellen anzu-
zapfen, die möglich und verfügbar sind. Natürlich müssen sie zu den eigenen
Bedürfnissen und der jeweiligen Lebenssituation der Familie passen, beispielsweise wenn es eben darum geht, die Entscheidung für einen Heimplatz
zu treffen. Manche Ressourcen mögen vielleicht in einer bestimmten Situation
sehr hilfreich sein, bringen aber auf lange Sicht nicht den erwünschten Mehr-
wert an Unterstützung – dies ist im Blick zu behalten und pflegende Angehörige dürfen sich trauen, ihrer Situation entsprechend zu wählen.

7.1   Eigene Ressourcen

Sämtliche Aktivitäten oder Verhaltensweisen, die pflegende Angehörige ohnehin zur Entlastung von der Pflege anwenden (sollten), gelten auch in der Zeit
vor und nach einem Heimeinzug. Auch wenn die Zeit für sich und die eigenen Bedürfnisse begrenzt ist, ist es enorm wichtig, sich diese zu nehmen oder
andere Lebensbereiche (z. B. Familie, Beruf) bewusst als Ausgleich wahrzu-
nehmen. Diese Zeit kann beispielsweise aus Freizeitaktivitäten wie Individual-
Sport oder in der Gruppe (z. B. Radfahren, Yoga), Hobbies (z. B. Tagebuch
führen, Fotografie), einem Ehrenamt, Ausflügen in die Natur und/oder
(Kurz-)Urlauben bestehen. Zu inneren Entlastungs- und Bewältigungs-
strategien zählen: Glaube oder Religiosität allgemein, die empfundene Verbundenheit mit dem Leben an sich, das Gefühl, nicht alleine zu sein, und sich
Humor zu bewahren. Für erwerbstätige pflegende Angehörige kann der Beruf
bedeuten, in einem anderen Lebensbereich Zufriedenheit zu erfahren, Abstand von der Situation zu Hause zu gewinnen oder schlichtweg abgelenkt zu
sein (Neubert 2017; Neubert et al. 2020).

Die genannten Beispiele sind als Anregungen zu verstehen und sicherlich
erweiterbar. Des Weiteren ist bekannt, dass pflegende Angehörige insbesondere von Coping-Strategien (z. B. Problemorientierung, Akzeptanz und
sozial-emotionale Unterstützung; Gilhooly et al. 2016) und einem aus-

geprägten Maß an Selbstwirksamkeit profitieren (Crellin et al. 2014; Farina et al. 2017). Der Begriff Coping stammt aus dem Englischen [engl. cope handeln, kämpfen mit]. Im Deutschen kann man ihn mit dem Begriff Bewältigungsverhalten übersetzen. Coping-Strategien meinen also „jede Form der Auseinandersetzung bzw. des Umgangs mit psychisch und physisch als belastend empfundenen Situationen (Belastung, psychische) oder erwarteten Ereignissen, welche die Ressourcen einer Person berühren oder übersteigen. (…) Mit einem Coping versuchen Menschen, den Anforderungen, Belastungen oder Herausforderungen in ihrem Leben zu begegnen" (Dorsch – Lexikon der Psychologie 2021). Coping-Strategien sind insbesondere im Umgang mit kritischen Lebensereignissen, chronischen Stressoren oder Alltagsärgernissen von Bedeutung. Der Heimeinzug eines nahen verwandten Menschen zählt zweifelsfrei als kritisches Lebensereignis und länger andauernde und/oder intensive Pflege zuhause wird für viele Angehörige zur chronischen Belastung. Psychologisch ausgebildetes Personal kann helfen, Fähigkeiten wie Coping und Selbstwirksamkeit zu entwickeln und zu stärken (siehe auch Abschn. 7.4).

7.2 Ressourcen in der Familie

Andere Verwandte aus der Familie sind grundsätzlich wertvolle Unterstützungspersonen. Sie ersetzen nicht nur bei kurzfristigen Ausfällen die sogenannte(n) Hauptpflegeperson(en), sondern sie leisten auch moralischen Beistand, spenden Trost und können dabei helfen, Entscheidungen mit abzuwägen und zu treffen. Dies gilt genauso in der Zeit des Heimübergangs, indem sie eben diese Entscheidung mit treffen, am Umzugstag oder bei pflegefernen Aufgaben mit anpacken (z. B. beim Auflösen der Wohnung), das Einleben der Bewohnerin im Pflegeheim begleiten oder die zuvor zuhause pflegenden Angehörigen darin unterstützen, in ihre neue Rolle als Angehörige einer Heimbewohnerin zu finden (Neubert 2017; Afram et al. 2015).

> **Tipp**
>
> *Stellen Sie sich selbst Fragen wie: Kann nicht ein anderes Familienmitglied den Einkauf erledigen? Können wir die Besuche im Pflegeheim untereinander aufteilen? Können wir uns mit der „Telefonbereitschaft", den Arztbegleitungen oder Friseurbesuchen abwechseln? Besprechen Sie dann gemeinsam, welche Aufgaben verteilt werden können.*

Die Familie kann aber nicht nur unterstützend in der Zeit des Heimübergangs sein, sondern leider ist immer wieder auch das Gegenteil zu beobachten (siehe hierzu auch Abschn. 6.4). Bereits die Entscheidungsfindung darüber, ob das pflegebedürftige Familienmitglied überhaupt in ein Heim ziehen soll, birgt familiäres Konfliktpotenzial und kann Unstimmigkeiten zwischen einzelnen Verwandten hervorrufen (Afram et al. 2015). Diese können so weit reichen, dass diejenigen Familienmitglieder, die die hauptsächliche Pflegeverantwortung getragen und damit die größte Belastung unter der Pflege zuhause erlebt haben, sich von weniger an der Pflege beteiligten Verwandten, die sich aber gegen einen Heimeinzug aussprechen, distanzieren oder sogar den Kontakt ganz abbrechen. Dies kann unter anderem daran liegen, dass Familien vielschichtige soziale Systeme sind und sich im Rahmen der Pflege die Beziehungen unter den Familienmitgliedern und die familiäre Aufgabenverteilung gegenseitig beeinflussen (Neubert et al. 2020). Das bedeutet beispielsweise, dass eine ungleiche Verteilung der Pflegeaufgaben als ungerecht empfunden werden und unter bestimmten Umständen den Beziehungen zwischen den pflegenden Angehörigen schaden kann. In der Folge treten starke Auseinandersetzungen bis hin zu Beziehungsabbrüchen zwischen den Familienmitgliedern mit der hauptsächlichen Pflegeverantwortung und Familienmitgliedern ohne oder mit wenig Pflegeverantwortung auf. Somit spielt es also eher eine untergeordnete Rolle, wer Haupt- oder Nebenpflegeperson ist, sondern das gesamte familiäre System kann durch die häusliche Pflege beeinflusst werden. Zudem ist sowohl die vergangene als auch die gegenwärtig wahrgenommene Beziehungsqualität zwischen den Familienmitgliedern zu berücksichtigen. Oftmals treten „alte" Konflikte mit Beginn der häuslichen Pflege oder während entscheidungsträchtiger Situationen – wie die für einen Heimeinzug – wieder zu Tage. Gefahr ist immer, dass die Unstimmigkeiten letztlich auch zu Lasten der Pflegesituation und des Wohls aller Beteiligten ausgetragen werden. In konfliktbeladenen Familienkonstellationen ist es von großem Vorteil, wenn der zu pflegende Angehörige eine Vorsorgevollmacht getroffen und darin eine Person seines Vertrauens bestimmt hat, um in seinem Sinn zu handeln. Denn auch bei Uneinigkeit innerhalb der Familie hat der bzw. die Bevollmächtigte das Sagen und wird von Behörden sowie Einrichtungen als reguläre Entscheidungsperson gesehen. Natürlich kann es für ihn oder sie nicht immer leicht sein vor dem Hintergrund familiärer Zwistigkeiten zu agieren, aber er oder sie darf es zumindest und befindet sich rechtlich in keinem Graubereich. Eine andere Möglichkeit, sofern keine Betreuungsverfügung vorliegt, wäre die Zuhilfenahme einer vom Gericht gestellten, amtlichen Betreuungsperson. Diese agiert dann völlig unparteiisch. Allerdings muss diese bezahlt werden. Die Vergütung ist im VBVG (Vormünder- und Betreuervergütungsgesetz) geregelt und beträgt rund 27 Euro/Stunde aufwärts.

Stabile familiäre Beziehungen und eine auf mehrere Schultern verteilte Pflegeverantwortung helfen, die Pflege für alle Beteiligten zu erleichtern (Neubert et al. 2020). Hierzu ist eine gute Kommunikationsfähigkeit in der Familie von hoher Wichtigkeit. Es geht darum, sich gegenseitig auszutauschen, sich zuzuhören, auch „mal Dampf abzulassen", Probleme ansprechen zu dürfen, sie gemeinsam zu lösen sowie Entscheidungen – wie beispielsweise die Wahl des Pflegeheims – gemeinsam zu treffen. Dies sind beispielhafte Aspekte, die für eine gute Familiendynamik und eine gute Familienfunktionalität sprechen. Wenn die Familien pflegender Angehöriger gesunde Familiendynamiken aufweisen, sind sie psychologisch gesünder (Sutter et al. 2014). Demgegenüber kann eine schlechte Familienfunktionalität mit einer hohen Belastung, Depression und Angst bei den pflegenden Angehörigen verbunden sein (Heru et al. 2004; Tremont et al. 2006). Eine gute Familienfunktionalität kann also – zu allen Zeiten der Pflege – dazu beitragen, das Belastungsempfinden von pflegenden Angehörigen zu verringern und ihr Wohlbefinden zu erhöhen (Mitrani et al. 2006).

Auch hierbei können psychologisch ausgebildetes Personal sowie dafür sensibilisierte Pflegekräfte helfen, den familiären Zusammenhalt in pflegenden Familien zu stärken (siehe auch Abschn. 6.4). Sind aber familiäre Ressourcen nicht ausreichend oder grundsätzlich nicht verfügbar, ist es ratsam, sich die benötigte Unterstützung außerhalb der Familie zu suchen.

7.3 Informelle Ressourcen außerhalb der Familie

Außerhalb des Familienverbunds können insbesondere Nachbarn unterstützend auftreten. Sie springen beispielsweise kurzfristig ein, um den pflegebedürftigen Menschen zu beaufsichtigen, oder informieren die Familien bei Auffälligkeiten im nachbarlichen Haushalt. Am Arbeitsplatz der pflegenden Angehörigen finden sich oft Kolleginnen als aufmerksame Zuhörer oder zum Austausch, vor allem dann, wenn sie sich in ähnlichen Lebenslagen befinden. Nicht zu vernachlässigen ist auch, sich Anschluss an eine Selbsthilfegruppe für pflegende Angehörige zu suchen. Auch hier lassen sich Gleichgesinnte zum Erfahrungsaustausch oder für entlastende Gespräche finden (Neubert 2017).

> **Tipp**
>
> *Adressen von Selbsthilfegruppen finden sich beispielsweise unter www.nakos.de oder www.deutsche-alzheimer.de. Zudem bieten vielerorts Beratungsstellen, Wohlfahrtsverbände oder Pflegedienste Gesprächskreise für pflegende Angehörige an.*

7.4   Beratungsstellen, Psychotherapie, Pflegekräfte, Ärzte und Co.

Anbieter von kostenlosen Pflegekursen und Beratungsangeboten für pflegende Angehörige sind beispielsweise ambulante Pflegedienste (Sozialstationen), Volkshochschulen, Alzheimer Gesellschaften, Wohlfahrtsverbände und Pflegestützpunkte (vgl. DEGAM 2018). In zuletzt genannten werden die Beratungsgespräche von professionellen Fachkräften persönlich oder telefonisch durchgeführt und richten sich inhaltlich auf die Lösung interpersoneller und intrapersoneller Probleme, die die Pflegesituation und die Beziehung zwischen Angehörigen und zu pflegender Person belasten. Auch Aufklärung über beispielsweise den Verlauf einer Demenzerkrankung sowie finanzielle und rechtliche Aspekte der Pflege kann Inhalt von Beratungsgesprächen sein. Darüber hinaus gibt es kostenlose, auf den individuellen Bedarf abgestimmte und bei den Angehörigen zuhause durchgeführte Pflegeschulungen nach § 45 SGB XI. Für eine individuelle Pflegeschulung in der Häuslichkeit ist die jeweilige Kranken- bzw. Pflegekasse zu kontaktieren, die dann an eine anerkannte Institution vor Ort vermittelt.

Stark belastete pflegende Angehörige mit klinisch auffälligen Symptomen können auch psychotherapeutische Unterstützung in Anspruch nehmen. Doch diese Angebote sind (noch) nicht flächendeckend vorhanden und finden in der Versorgung (noch) nicht ausreichend Beachtung (Wilz und Pfeiffer 2017). Psychotherapeutische Unterstützung kann grundsätzlich den Umgang mit problematischen Alltagssituationen und belastenden Emotionen erleichtern sowie zur Stärkung von Ressourcen dienen. Hierzu können die Therapeutinnen beispielsweise auf Wissensvermittlung (Psychoedukation), Verhaltensanalyse, Problemlösetraining, Stressmanagement und kognitive Umstrukturierung zurückgreifen. So wird pflegenden Angehörigen zum Beispiel dabei geholfen, nicht veränderbare Beeinträchtigungen zu akzeptieren, sich mit Sterben und Tod auseinanderzusetzen, lähmende und entmutigende Gedanken zu verändern, Emotionen zu regulieren und Prioritäten zu setzen

(Wilz und Pfeiffer 2017). Darüber hinaus spielt das Anregen zur Selbstfürsorge eine entscheidende Rolle (siehe hierzu auch Abschn. 8.4 in diesem Buch).

> **Tipp**
>
> *Psychologische Online-Beratung für pflegende Angehörige finden Sie unter: pflegen-und-leben.de. Speziell für pflegende Angehörige von Menschen mit Demenz finden Sie in einigen Regionen Deutschlands Angehörigenschulungen namens „EduKation demenz". Weitere Informationen hierzu finden Sie unter: schulung-demenz.de/angehoerigenschulungen-in-ihrer-naehe/.*

Psychotherapeutische Angebote können sich nicht nur an einzelne pflegende Angehörige, sondern ebenso an weitere Familienmitglieder richten, insbesondere dann, wenn – wie unter den Abschn. 6.4 und 7.2 beschrieben – Unstimmigkeiten innerhalb der Familie aufgrund der Entscheidung für einen Heimeinzug auftreten, die bis hin zu Beziehungs- und Kontaktabbrüchen führen können. Familien- oder systemische Therapie ist seit Juli 2020 Richtlinienverfahren, d. h. diese Therapieform ist ein wissenschaftlich anerkanntes Verfahren der Psychotherapie, das mit den gesetzlichen Krankenkassen abgerechnet werden kann. Innerhalb von meist wenigen Sitzungen geht es darum, „Hilfe zur Selbsthilfe" zu vermitteln, Kommunikationsprobleme aufzulösen und den familiären Zusammenhalt in pflegenden Familien zu stärken, um positive Pflegeerfahrungen für die gesamte Familie zu ermöglichen.

Bis zum Heimeinzug wird die häusliche Versorgung oft von ambulanten Pflegediensten, Tagespflegeangeboten und eingestreuten Kurzzeitpflegeaufenthalten entlastet und unterstützt. An dieser Stelle soll ein kurzer Exkurs erfolgen, der die sogenannten teilstationären Angebote erklärt. Zu diesen zählen: Tagespflege, Nachtpflege, Kurzzeit- und Verhinderungspflege. Bei der Tagespflege werden die Klientinnen von den Angehörigen in eine Einrichtung gebracht oder von einem Transportdienst abgeholt, um dort tagsüber betreut zu werden. Die Nachtpflege ist ein nicht so häufiges Angebot der nächtlichen Betreuung für Zeiten der beruflichen Abwesenheit oder Überforderung der Pflegeperson, auch im Rahmen einer palliativen Pflege. Kurzzeit- und Verhinderungspflege kann in Anspruch genommen werden nach Krankenhausaufenthalten und bei längerer Abwesenheit oder Verhinderung der Pflegeperson. Der Unterschied ist, dass die Kurzzeitpflege nur in einem Pflegeheim erfolgen werden kann, während die Verhinderungspflege auch zuhause von einer anderen Pflegeperson übernommen werden kann und erst ab Pflegegrad 2 gilt. Teilstationäre Pflegeangebote werden sehr oft als besonders erleichternd wahrgenommen, nicht nur, weil sie kurzzeitig von der Pflege entlasten, sondern auch weil sie den pflegenden Angehörigen Zeit für andere Aktivitäten (z. B. Berufstätigkeit, Betreuung von Enkelkindern) und sich selbst einräumen. Das Nachgehen dieser Aktivitäten kann auch dabei helfen, nach dem Heimeinzug der pflegebedürftigen Verwandten nicht „in ein Loch" zu fallen. Tagespflegeangebote und Kurzzeitpflegeaufenthalte helfen überdies dabei, sich bereits vor dem tatsächlichen Heimeinzug mit der vollstationären Versorgung vertraut zu machen (vielleicht ist ein Heimplatz in dem Pflegeheim zu bekommen, in dem der verwandte Mensch bereits zur Kurzzeitpflege war?) (Afram et al. 2015). Grundsätzlich kann es also sehr hilfreich sein, bereits durch die Inanspruchnahme von teilstationären Leistungen (Tages- oder Kurzzeitpflege) die örtlichen Anbieter von vollstationären Einrichtungen kennenzulernen. Sämtliche ansprechbare Pflegekräfte aus dem professionellen, ambulanten oder stationären Bereich können darüber hinaus Trost spenden, Ratschläge geben oder beim Bearbeiten von Anträgen helfen, um beispielsweise Leistungen aus der sozialen Pflegeversicherung zu erhalten oder Einspruch gegen die Entscheidung einer Pflegekasse einzulegen. Dies kann auch dazu beitragen, Ängste und Vorbehalte abzubauen, die Kommunikation mit den Fachkräften zu erleichtern und in der Folge die administrativen Schritte vor einem Heimeinzug sowie die Eingewöhnung in der Einrichtung einfacher zu gestalten. Ärzte und Ärztinnen, insbesondere Hausärztinnen, die die Familien zum Teil über Jahre hinweg betreuen, sind weitere Ansprechpartner, die bei Sorgen außerhalb ihrer medizinischen Fachkompetenz wie einem Heimeinzug zu Rate gezogen werden (Neubert 2017).

Je nachdem wie die die genannten Fachkräfte aus den Bereichen Gesundheit, Pflege oder Soziales ihre Rolle wahrnehmen und ausgestalten, können pflegende Angehörige sämtliche benötigten Informationen und Hilfen im Heimübergangsprozess „aus einer Hand" erhalten oder aber sie müssen diese sich an verschiedenen Orten einholen. Hierzu sollen die aufgelisteten Akteure Anregung bieten und gleichzeitig verdeutlichen, dass Hilfe verfügbar ist, auch wenn sich diese zu beschaffen unter Umständen länger andauernd und mühsam sein kann. Denn leider ist es nicht so, dass zu wenig Informationen vorliegen, sondern die Schwierigkeit für Angehörige liegt darin, die jeweils benötigte Information aus verlässlicher Quelle zum richtigen Zeitpunkt zu bekommen.

> *Besonders zu Beginn der Pflege und zu kritischen, oftmals akuten Punkten im Verlauf der Pflege ist es ratsam, verschiedene Informationsquellen anzuzapfen und ggf. auch unterschiedliche Beratungsstellen abzuklappern. Meist kristallisieren sich früher oder später eine oder ein paar Ansprechpersonen heraus, die dann die Angehörigen kontinuierlich begleiten.*

Literatur

Afram B, Verbeek H, Bleijlevens MH, Hamers JP (2015) Needs of informal caregivers during transition from home towards institutional care in dementia: a systematic review of qualitative studies. Int Psychogeriatr 27(6):891–902. https://doi.org/10.1017/S1041610214002154

Crellin NE, Orrell M, McDermott O, Charlesworth G (2014) Self-efficacy and health-related quality of life in family carers of people with dementia: a systematic review. Aging Mental Health 18(8):954–969. https://doi.org/10.1080/13607863.2014.915921

Deutsche Gesellschaft für Allgemeinmedizin und Familienmedizin (DEGAM) (Hrsg) (2018) Therapeutisches Vorgehen und weitere Interventionsmöglichkeiten durch das hausärztliche Team. In: Pflegende Angehörige von Erwachsenen. S3-Leitlinie, AWMF-Register-Nr. 053-006, DEGAM-Leitlinie Nr. 6: 68–84

Dorsch – Lexikon der Psychologie (2021) Coping. https://dorsch.hogrefe.com/stichwort/coping. Zugegriffen am 15.07.2021

Farina N, Page TE, Daley S, Brown A, Bowling A, Basset T, Livingston G, Knapp M, Murray J, Banerjee S (2017) Factors associated with the quality of life of family carers of people with dementia: a systematic review. Alzheimers Dement 13(5):572–581. https://doi.org/10.1016/j.jalz.2016.12.010

Gilhooly KJ, Gilhooly MLM, Sullivan MP et al (2016) A meta-review of stress, coping and interventions in dementia and dementia caregiving. BMC Geriatr 16:106. https://doi.org/10.1186/s12877-016-0280-8

Heru AM, Ryan CE, Iqbal A (2004) Family functioning in the caregivers of patients with dementia. Int J Geriatric Psychiatry 19(6):533–537

Mitrani VB, Lewis JE, Feaster DJ, Czaja SJ, Eisdorfer C, Schulz R et al (2006) The role of family functioning in the stress process of dementia caregivers: a structural family framework. Gerontologist 46(1):97–105

Neubert L (2017) Das Warten auf einen Heimplatz aus Sicht der Angehörigen. In: Springer „Best of Pflege". Springer, Wiesbaden. ISBN 978-3-658-16439-3

Neubert L, Gottschalk S, König H-H, Brettschneider C (2020) Vereinbarkeit von Pflege bei Demenz, Familie und Beruf. Zeitschrift für Gerontologie und Geriatrie. https://doi.org/10.1007/s00391-020-01764-9

Sutter M, Perrin PB, Chang YP, Hoyos GR, Buraye JA, Arango-Lasprilla JC (2014) Linking family dynamics and the mental health of Colombian dementia caregivers. Am J Alzheimer Dis Other Dement 29(1):67–75

Tremont G, Davis JD, Bishop DS (2006) Unique contribution of family functioning in caregivers of patients with mild to moderate dementia. Dementia Geriatr Cognit Disord 21(3):170–174

Wilz G, Pfeiffer K (2017) Psychotherapie mit älteren pflegenden Angehörigen. Nervenarzt 88(11):1246–1251. https://www.aerzteblatt.de/archiv/197375/Pflegebeduerftigkeit-Psychotherapie-fuer-pflegende-Angehoerige. Zugegriffen am 15.12.2020

8

Nach dem Einzug – Wie geht es weiter?

Frau M. fühlt sich hin- und hergerissen. Heute ist der Tag, an dem ihr Mann seinen Heimaufenthalt beginnt. Im Grunde ist sie erleichtert, denn seine Pflege erschöpfte sie physisch und psychisch. Doch da ist auch die Sorge, ob alles gut werden würde. Wie wird sie ihn bei ihren Besuchen antreffen? Wird auf seine Gewohnheiten Rücksicht genommen? Beim Besichtigungstermin machte das Personal einen einfühlsamen Eindruck. Aber werden die Pflegekräfte auch ehrlich sein, wenn sie Auskunft haben möchte, wie sich ihr Mann verhält und einlebt? Kurz gesagt: Wird sie ihn gut versorgt wissen?

8.1 Die Eingewöhnung mitgestalten

Die im Fallbeispiel gestellte Frage: „Wird sie ihn gut versorgt wissen?" ist in zweierlei Hinsicht bedeutsam. Zum einen natürlich bedeutet deren Bejahung, dass es dem Heimbewohner an nichts mangelt. Zum anderen ist eine positive Antwort für die Angehörigen eine enorme Entlastung ihres Gewissens. Den meisten Angehörigen fällt es schwer, den pflegebedürftigen Verwandten „abzugeben". Es bedeutet ihnen daher viel, zu wissen und vor allem zu fühlen, dass die Heimaufnahme dem bisher zuhause gepflegten Menschen keine Nachteile bringt, sie selbst wirklich entlastet sind und somit ihre Entscheidung die richtige war.

Pflegeheime arbeiten mit sogenannten *Heimeinzugskonzepten*, um den Einzug neuer Bewohnerinnen zu steuern und sie in der Eingewöhnung bestmöglich zu begleiten. Dies ist ein Qualitätskriterium, das regelmäßig vom Medizinischen Dienst der Krankenkassen (MDK) im Rahmen der externen Qualitätssicherung in Pflegeheimen geprüft wird.

Ziel eines solchen Konzeptes ist die Integration der neuen Bewohner in den Alltag des Pflegeheims, wobei ihre individuellen Bedürfnisse, Bedarfe und Ressourcen zu berücksichtigen sind (Neubert 2017). Die dazu festgeschriebenen Abläufe und Aufgaben richten sich an alle Tätigkeitsbereiche eines Pflegeheimes: Pflege, soziale Betreuung, Küche, Hauswirtschaft und Verwaltung. In jedem Bereich fallen Tätigkeiten an, die für den Neuzugang zu erledigen sind. Die Mitarbeiterinnen aus der Pflege und sozialen Betreuung legen beispielsweise die Pflegedokumentation an und fragen nach Beschäftigungen, denen der Neuzugang gerne nachgehen möchte. Idealerweise werden jeder Bewohnerin eine hauptsächliche und ggf. eine stellvertretende *Bezugsperson* zugeteilt, die von Beginn an Ansprechperson für sie und ihre Angehörigen sind. Die Küche muss wissen, ob bestimmte Diäten oder Nahrungsmittelunverträglichkeiten einzuhalten sind. Die Verwaltung kümmert sich um die Abwicklung der Finanzierung. Zum Ende der Eingewöhnungszeit bzw. sechs Wochen nach Einzug wird ein *Integrationsgespräch* mit der Bewohnerin, den Angehörigen und den Bezugspersonen geführt und evaluiert. Inhalt und Ziel dieses Gespräches ist es festzustellen, wie es der Bewohnerin mittlerweile geht und was für sie noch verbessert werden kann.

Alle Maßnahmen im Rahmen der Eingewöhnung richten sich nicht nur an die Bewohner, sondern auch an die Angehörigen. Das Pflegeheim kann den Angehörigen dabei helfen, noch offene sozialrechtliche Fragen und bürokratische Aufgaben rund um den Umzug zu klären und bewältigen. Zudem können die Mitarbeiter des Pflegeheims von Beginn an das Kennenlernen des Personals und anderer Angehörigen fördern (z. B. durch Einladung in eine Angehörigengruppe) oder den Angehörigen Gespräche anbieten, in denen sie vertrauensvoll über ihr Erleben der Umzugs- und Eingewöhnungsphase sprechen können. Sehr oft geschieht das gegenseitige Kennenlernen der Angehörigen aber auch einfach untereinander während der Besuche im Heim. Für Pflegeheime ist der Aufbau eines Vertrauens- und Beziehungsverhältnisses zu den Angehörigen neuer Bewohnerinnen wichtig. Denn für die Mitarbeiterinnen aus Pflege und sozialer Betreuung sind die Angehörigen wertvolle Informationsquellen, um beispielsweise zu erfahren, wie der bisherige Alltag des Neuzugangs aussah und welche Eigenheiten und Vorlieben bei der Körperpflege oder beim Essen zu berücksichtigen sind. Viele Angehörige sind insbesondere in der Anfangszeit sehr präsent. Dadurch möchten sie den Übergang für ihre Verwandten erleichtern und gleichzeitig können sie – wenn sie dies möchten – die Mitarbeiter unterstützen, indem sie (anfangs oder auch beständig) einzelne Pflegeaufgaben übernehmen. Sehr oft übernehmen Angehörige beispielsweise das Anreichen der Mahlzeiten, die Maniküre, Zeitungslektüre oder unternehmen Spaziergänge mit der Bewohnerin.

Die Rolle als pflegende Angehörige endet nicht mit dem Umzug in ein Pflegeheim und die meisten Angehörigen wünschen es sich auch, ihre Verwandten weiterhin – und mit Unterstützung der Mitarbeiter des Pflegeheims – zu begleiten (Cronfalk et al. 2017; Crawford et al. 2015; Johansson et al. 2014). Pflegekräfte wissen die Erfahrungen der Angehörigen zu schätzen. Und, wie bereits gesagt, je vertrauensvoller dies auf Augenhöhe geschieht, umso besser wird es dem Neuzugang sowie allen anderen Beteiligten gehen. Cronfalk et al. (2017) plädieren in diesem Zusammenhang für eine familienzentrierte Pflege (*family-centred care*), in der es eben darum geht, den neuen Heimbewohner aber genauso auch die Angehörigen im Blick zu haben und in den Heimalltag zu integrieren. Hierzu taucht immer wieder die Frage auf, wie oft die Bewohnerin anfangs zu besuchen ist. Lieber erst mal gar nicht, täglich, einmal pro Woche oder nur Telefonkontakt? Aus der Praxiserfahrung heraus ist zunächst dem eigenen Bauchgefühl oder dem eigenen Bedürfnis zu folgen. Es wird sich dann relativ rasch zeigen, welcher Rhythmus für beide Seiten gut ist. So kann es für die einen keine Frage darstellen, täglich vorbeizuschauen und für den anderen einmal pro Woche. Ein Richtig oder Falsch gibt es nicht. Hierbei kann es helfen, die Pflegekräfte zu befragen: Wie geht es ihm oder ihr nach den Besuchen? Ist er bzw. sie ausgeglichen oder verwirrter oder gar trauriger als sonst? Fragt er bzw. sie oft nach den Angehörigen und zieht sich zurück oder agiert er bzw. sie entspannt und wirkt zufrieden? Grundsätzlich und nicht nur für die Einzugsphase gilt: Beide Seiten sollen sich während des Besuches wohlfühlen, aufkommende Fragen bezüglich der Pflege sollten umgehend geklärt werden und bei *Menschen mit Demenz* ist es unverzichtbar, auch immer mal wieder die Pflegekräfte „seines Vertrauens" nach ihrer Einschätzung zum Bewohner zu befragen.

Erschwerend für das Gelingen des Heimaufenthaltes sind auf beiden Seiten Unwahrheiten (z. B. Verschweigen von Süchten, Weg- bzw. Hinlauftendenz, Fixierungsmaßnahmen, Medikamentengaben oder das Mitbringen von Speisen oder Getränken, die für die Bewohner gesundheitlich bedenklich sind), Vorbehalte und Vorurteile (z. B. Pflegekräfte sitzen nur um den Kaffeetisch, Angehörige wollen nur kontrollieren oder wissen alles besser, Pflegende haben alle ein Helfersyndrom und pflegen kann ja jeder) und mangelndes Engagement (z. B. fehlende Gesprächsbereitschaft, Pflege übergeht Angehörige bei Entscheidungen zur Betreuung, Angehörige geben ihre Verantwortung an der Heimpforte ab). Es ist aber der weitaus geringere Teil, der so negativ agiert, in den meisten Fällen gelingt der Heimeinzug zum Wohle aller Beteiligten.

In Bezug auf *Menschen mit Demenz* erklären langjährig in der Altenpflege Beschäftigte eines immer wieder: Ein Heim kann noch so gut sein, doch es vermag niemals das Band zu ersetzen, welches Angehörige und die zu pflegenden Verwandten miteinander verknüpft. Auch Menschen, deren Demenz stark ausgeprägt ist, verlieren trotz ihrer kognitiven Einbußen niemals das Gefühl der Zugehörigkeit und des Geborgenseins, welches nur Verwandte oder beste Freunde schenken können. Oder um es mit dem Titel des Ratgebers von Baer und Schotte-Lange (2013 im Beltz-Verlag erschienen) auszudrücken: „Das Herz wird nicht dement". Der Klang vertrauter Stimmen, Kosenamen, Erzählungen bzw. Erinnerungen an die vergangene Zeit wie frühere Lebenskameradinnen, Schulfreunde, alte Rezepte und Feste in der Familie, all das können meist nur die engsten Mitmenschen weiterleben lassen, keine Pflegekraft kann aus diesem Erfahrungsschatz schöpfen. So wichtig es ist, dass sich die Heimbewohner weiterhin mit ihrer Lebensgeschichte und Familie verbunden fühlen, so bedeutend ist es auch für viele Angehörige, das Gefühl der Verbundenheit trotz der räumlichen Trennung durch die Heimunterbringung aufrechtzuerhalten (Johansson et al. 2014). Hierzu spielt es eine entscheidende Rolle, dass die Zeit des Übergangs gelungen gestaltet wird.

8.2 Wie die Zeit des Übergangs gelungen gestaltet werden kann

Wie vorangegangen schon beschrieben, ist es wichtig, dass Angehörige ihr Wissen um die Lebensbilder des Neuzugangs an die Pflege und genauso an das Team der sozialen Betreuung weitergeben. „Alte" Erinnerungen fließen oft in die Beschäftigungsrunden der sozialen Betreuung ein, in denen sich Heimbewohner gerne an der „Erinnerungsschatzsuche" beteiligen und dabei aufleben. Solche Erfahrungen helfen den neuen Bewohnerinnen, sich gut einzuleben. In diesem Abschnitt soll ein Überblick über in der Literatur beschriebene Bedingungen gegeben werden, die den Übergang erschweren können, aber auch wie Umzüge in ein Pflegeheim gelungen gestaltet werden können. Diese Bedingungen zu kennen, kann dabei helfen, die eigenen Bedarfe zu erkennen, sich die passende Unterstützung zu suchen bzw. einzufordern und bei der Zeit des Übergangs positiv mitzuwirken.

Zu den Bedingungen, die den Übergang erschweren können, zählen (vgl. Sury et al. 2013; Johansson et al. 2014):

- Unzureichende Informationen und Unterstützung bei der Wahl einer geeigneten Einrichtung, denn nur auf Basis einer gut informierten Entscheidung können sich Angehörige mit ihrer Wahl des Heims wohlfühlen (siehe hierzu auch Kap. 3 dieses Buches).

* Schlechte Erreichbarkeit der Einrichtung für die Verwandten, denn die Häufigkeit von Besuchen hängt auch von der Entfernung zum Heim ab. Oft sind die Besucherinnen selbst betagt oder haben ein Handicap, was ihre Mobilität einschränkt. Da ist es von Vorteil, wenn das Heim fußläufig oder leicht mit dem eigenen Auto oder öffentlichen Nahverkehrsmitteln erreichbar ist.
* Unzufriedenheit mit der Qualität der Versorgung, denn damit Angehörige hinter ihrer Entscheidung stehen können, müssen sie ihre Verwandten gut versorgt wissen.
* Eine als unzureichend empfundene Kommunikation und Informationsweitergabe von Seiten der Pflegheimmitarbeiterinnen und Bevormundung durch die Mitarbeiter, denn dies lässt Zweifel aufkommen und schürt Unsicherheiten. Fühlen sich Angehörige als Partner in der Versorgung wahrgenommen, erleichtert dies ihre Anpassung an die neue Rolle als Angehörige einer Heimbewohnerin, in der sie sich weiterhin mit ihrem verwandten Menschen verbunden fühlen können (Johansson et al. 2014). Zudem birgt fehlende Wertschätzung der Angehörigen die Gefahr, dass diese fehlende Wertschätzung auch auf die Beziehung zwischen Pflege und Heimbewohner umgemünzt wird.
* Vorbehalte darüber wie mit *Menschen mit Demenz* in Pflegeheimen umgegangen wird oder auch tatsächlich erlebte negative Erfahrungen , denn dies lässt ebenfalls und zu Recht Unsicherheiten mit der getroffenen Entscheidung aufkommen und das Gefühl entstehen, die Verbundenheit mit dem Menschen mit Demenz zu verlieren (Johansson et al. 2014). Vorbehalte oder negativ gestimmte Erwartungen an die Pflege im Pflegeheim können auch daher rühren, dass pflegende Angehörige dem Heimeinzug eine negative Bedeutung zuschreiben (Pritty et al. 2020), indem sie das Pflegeheim als einen Ort sehen, an den ältere Menschen „abgeschoben" werden. Dieses Empfinden ist leider weit verbreitet und es wird sicher noch viele Jahre dauern bis die Gesellschaft Pflegeheime als lebenswerte Wohnform im Alter wahrnimmt.
* Unausgesprochene und unbewältigte Gefühle oder Gedanken bezüglich der Heimunterbringung, die die weitere Anpassung an die neue Rolle als Angehöriger einer Heimbewohnerin erschweren können.
* Ungelöste Familienstreitigkeiten, denn unter der besonderen Herausforderung des Heimeinzugs leben solche oftmals versteckten Themen innerhalb der Familie nicht selten wieder auf. Diese behindern dann ebenfalls die Anpassung an die neue Rolle als Angehörige eines Heimbewohners und sorgen für zusätzliche Belastung der gesamten Familie.

Demgegenüber stehen folgende Bedingungen, die zum Gelingen des Umzugs beitragen können (vgl. Sury et al. 2013; Müller et al. 2017; Johansson et al. 2014):

* Unterstützung und Rat bei der Entscheidungsfindung für einen Heimplatz durch Pflegekräfte, Ärzte, Familienmitglieder und Freundinnen, damit sich die Angehörigen mit ihrer Wahl des Heims wohlfühlen können (siehe hierzu auch Kap. 3 dieses Buches).
* Psychosoziale (Nach-) Betreuung und emotionale Unterstützung der Angehörigen, die beispielsweise telefonisch oder vor Ort durchgeführt wird, damit sich die Angehörigen positiv auf den Übergang einstellen können und nach dem Umzug die neue Rolle annehmen können (Crawford et al. 2015). Untersuchungen zu in den USA durchgeführten, psychosozialen Interventionen während der Übergangzeit liefern Hinweise darauf, dass derartige Angebote Depression, Belastungszeichen, Stress, Überforderung, Trauer und Schuldgefühle der Angehörigen reduzieren sowie die Interaktion mit dem Pflegeheimpersonal verbessern können (Müller et al. 2017). Die Angebote beinhalteten beispielsweise das Erlernen von Coping- und Problemlöse-Strategien, den Ausbau der eigenen Konfliktlöse- und Kommunikationsfähigkeit, aber auch Trauerarbeit, Wissensvermittlung zum Umgang von *Menschen mit Demenz* (insbesondere im Fall von herausfordernden Verhaltensweisen) und emotionale Unterstützung der Angehörigen und können persönlich (einzeln oder in der Gruppe/Familie), telefonisch, nach Terminvereinbarung sowie spontan stattfinden. Durchführende können Sozialarbeiterinnen oder spezialisierte (z. B. gerontopsychiatrische) Pflegefachkräfte in den Pflegeheimen oder andernorts sein. Der Zeitaufwand für die psychosoziale Nachbetreuung der Angehörigen in den untersuchten Interventionen betrug zwischen 12 Minuten und bis zu zwei Stunden pro Kontakt bzw. Sitzung. Tiefergehende und robuste Untersuchungen solcher Interventionen hinsichtlich ihrer Ausgestaltung, Durchführung und Wirksamkeit stehen allerdings – und insbesondere hierzulande - noch aus (Müller et al. 2017).
* Integration in die Institution und Einbezug der Angehörigen als Partner in die pflegerische Versorgung des neuen Heimbewohners, denn wie bereits beschrieben wünschen es sich viele Angehörige, weiterhin für ihre Verwandten da zu sein und sich mit ihnen verbunden zu fühlen. Gelingt es, das Gefühl der Verbundenheit aufrechtzuerhalten, bekommt die getroffene Entscheidung Sinn und Berechtigung (Johansson et al. 2014). Hierzu sind Angehörige in sämtliche Entscheidungsprozesse miteinzubeziehen und über Pflegeentscheidungen auf dem Laufenden zu halten

(Crawford et al. 2015). Und auch für das Pflegepersonal ist das Wissen der Angehörigen wertvoll, um das Einleben des Heimbewohners zu seinem Wohlergehen zu gestalten.

* Eine positive Bedeutung und positive Erwartungen, die pflegende Angehörige dem Heimeinzug zuschreiben, indem sie das Pflegeheim als sicheren Ort sehen, an dem ihre Verwandten die Versorgung bekommen werden, die sie benötigen (Pritty et al. 2020).
* Erleben, dass der verwandte, pflegebedürftige Mensch im Pflegeheim tatsächlich eine ebenso gute oder bessere Versorgung als zu Hause bekommt, denn dies bekräftigt und unterstützt die getroffene Entscheidung für die Heimunterbringung und trägt entscheidend zur eigenen Beruhigung bei.
* Ein guter Ruf des Pflegeheims, denn dieser ist sozusagen die doppelte Bestätigung, dass die getroffene Entscheidung die richtige war. Es ist übrigens tatsächlich so und wie in Abschnitt 3.2 bereits erwähnt, dass Pflegeheime weit weniger über die sogenannten Heimvergleichsportale ausgesucht werden, sondern sehr oft durch reine Mund-zu-Mund-Propaganda.

> **Tipp**
>
> *Auch an dieser Stelle soll noch einmal auf den ZQP-Ratgeber „Stationäre Pflege – Gute professionelle Pflege erkennen" hingewiesen werden, der unter https:// www.zqp.de/pflegequalitaet-stationaer/ zu finden ist.*

8.3   Was, wenn es nicht funktioniert

Trotz allem Bemühen kann es vorkommen, dass sich Angehörige mit der Heimunterbringung des verwandten Menschen nicht – wie erwartet – entlastet fühlen (u. a. Neubert 2017). Dies zu wissen ist bereits im Vorfeld des Heimeinzugs wichtig, um enttäuschten Erwartungen gezielt begegnen zu können. Ursächlich dafür, dass die erhoffte Entlastung nicht eintritt, können die Beziehungen innerhalb der Familie vor dem Heimeintritt und das grundsätzlich unterschiedliche Empfinden einzelner Familienmitglieder sein (Lieberman und Fisher 2001). Insbesondere Ehepartner und weibliche Verwandte erleben seltener die erwünschte Entlastung (Lieberman und Fisher 2001; Sury et al. 2013). Eine enge emotionale Verbindung zwischen Angehörigen und zu pflegender Person kann also sowohl das Belastungsempfinden während der Versorgung zu Hause erhöhen als auch der erhofften Entlastung nach dem Heimumzug „im Wege stehen". Umso wichtiger ist es, neben diesen schwer veränderlichen Bedingungen jene in den Blick zu nehmen, die leichter zu lösen sind. Hierzu soll das eingangs geschilderte Fallbeispiel noch einmal aufgegriffen werden, um eine beispielhafte, aber in der Praxis nicht selten vorkommende Situation zu verdeutlichen, in der sich dringender Klärungsbedarf zwischen Angehörigen und Pflegepersonal ausdrückt und die im weiteren Verlauf womöglich den Wechsel des Pflegeheimes bedeuten kann.

Frau M. ist erleichtert. Nach den ersten Wochen, in denen ihr Mann nun im Heim lebt, legt sich die Anspannung, die damit verbunden war. Doch nach einiger Zeit hegt sie Zweifel, ob es doch die richtige Entscheidung war. Bei ihren Besuchen trifft sie ihn vermehrt apathisch im Zimmer sitzend an, er mag ungern essen oder trinken und zeigt immer weniger Freude an ihren gemeinsamen Spaziergängen. Sie sorgt sich und spricht mit ihrer Tochter darüber, die in einer anderen Stadt wohnt. Tochter und Ehefrau lassen sich von der diensthabenden Fachkraft die Pflegedokumentation ihres Vaters bzw. Ehemanns zeigen und erschrecken. Die Dokumentation macht deutlich, dass Herr M. zu Anfang sehr unruhig und abwehrend war und der Arzt ihm deshalb Medikamente verschrieben hat, die ihn etwas „dämpfen" sollten und die er nach wie vor bekommt. Frau M. sowie ihre Tochter möchten daraufhin mit der Pflegedienstleitung sprechen. Diese erklärt ihnen, dass es im Haus durchaus üblich ist, in solchen Fällen von abwehrenden Verhalten medikamentös „einzugreifen". So sollen andere Bewohner geschont und natürlich auch der Betroffene selbst beruhigt werden. Wie lang diese verabreicht werden sollen, blieb ungeklärt. Frau M. und ihre Tochter sind betroffen und zutiefst verunsichert.

Auch wenn es inzwischen Standard ist und geprüft wird, dass Fachpflegende für Gerontopsychiatrie in den Pflegeheimen vorgehalten werden müssen, der Umgang mit *Menschen mit Demenz* ist anspruchsvoll, vor allem in psychischer Hinsicht und selbst für gut geschulte sowie empathisch agierende Pflegekräfte nicht immer einfach. Doch ganz gleich was störend wirkt, Angehörige sollten umgehend das Gespräch suchen, zunächst mit der gerade im Dienst befindlichen Fachkraft, der Wohnbereichsleitung oder auch der Pflegedienstleitung, denn diese Personen sind unmittelbar für die Pflege verantwortlich. Kommt es zu keiner Lösung, dann kann auch die Einrichtungsleitung sowie der Hausarzt bzw. die Hausärztin kontaktiert werden. Zeigt sich auch dann keine Verbesserung oder gar eine Verschlechterung der Situation des Heimbewohners, besteht das Recht einer sofortigen Kündigung des Heimplatzes. Bis Ende 2018 gab es Kündigungsfristen. Heute können Heimverträge mit sofortiger Wirkung, das heißt, mit dem Tag des Auszugs der Bewohnerin beendet werden. Natürlich liegt es in der Verantwortung der Angehörigen, mit welcher Versorgung und wo diese weitergehen soll. Die Betroffenen sollten jedoch immer prüfen, ob alles Nötige und Mögliche unternommen worden ist, um eine Kündigung abzuwenden. Denn insbesondere für *Menschen mit Demenz* ist jeder Ortswechsel ein psychischer Ausnahmezustand und jede neue Eingewöhnung ein regelrechter Kraftakt. Sie haben aufgrund ihrer Erkrankung meist keine oder nur lückenhafte zeitliche, örtliche und persönliche Orientierung, so dass ein Ortswechsel meist die Demenz beschleunigt, in jedem Fall aber zu erhöhter Verwirrung führt.

Im geschilderten Beispiel ist es fehlendes Vertrauen in die Arbeit der Pflegekräfte. Die Geschichte von Frau M. könnte weitererzählt werden, indem sie noch einmal das Heim aufsuchte und an der Arztvisite teilnahm. Dabei wurde ihr verdeutlicht, dass ihrem Mann eine Medikation zur leichten Beruhigung eher guttut. Er wirkte weniger rastlos. In der zunächst vorherrschenden Unruhe war er ständig in den Zimmern der anderen Bewohner unterwegs, aß oder trank von ihren Mahlzeiten und nahm einiges, was ihm nicht gehörte, an sich. Seine Mitbewohner waren dadurch verärgert. Und da sie selbst vieles nicht nachvollziehen konnten und auch nicht verstanden, lehnten sie Herrn M. ab. Da er das spürte, zog er sich wiederum zurück. Das Team des Wohnbereichs und Frau M. besprachen nun, wie sie gemeinsam mit diesem Problem umgehen wollten. Mit der Zeit integrierte sich Herr M. allmählich in die Wohngemeinschaft, die Medikamente konnten auf ein Minimum reduziert werden und er fand sogar einen anderen älteren Herrn, mit er sich gut verstand. Es hatte also doch noch geklappt. Dennoch ist Unzufriedenheit mit der Pflege oder dem Personal aus der Erfahrung heraus der mit Abstand häufigste Grund für einen Heimplatzwechsel. Sei es, dass Sprachbarrieren unüberwindbar sind, es zu wiederholten Unstimmigkeiten mit dem Pflegepersonal kommt, es an Aufmerksamkeit mangelt oder Informationen ungenügend weitergegeben werden. Wenn Angehörige stets das Gefühl haben, nicht erwünscht zu sein, oder dass ihre Meinung ständig ignoriert wird, und alle Bemühungen um eine Verbesserung scheitern, sozusagen kein Grundvertrauen bestehen kann, dann ist ein Wechsel der Einrichtung sicher besser.

Andere, oft zu beobachtende und nachvollziehbare Gründe für einen Heimwechsel liegen – wie bereits unter den erschwerenden Bedingungen aufgeführt – beispielsweise auch vor, wenn das neu gewählte Heim für die Angehörigen besser zu Fuß oder mit den öffentlichen Nahverkehrsmitteln erreichbar ist, oder wenn der Heimbewohner in Wohnortnähe anderer Angehöriger wohnen soll, da die bisherige betreuende Person nicht mehr zur Verfügung steht oder die eigentliche Stammfamilie in eine andere Gegend zieht.

Im Übrigen ist es nicht zwingend notwendig, eine Kündigung zu begründen. Doch natürlich dient es der Verständigung und einer gewissen Fairness, sich zu erklären. Das umgekehrte Recht, dass ein Heim der Bewohnerin kündigt, bedarf allerdings einer Erläuterung. Ein Kündigungsrecht seitens der Pflegeeinrichtung ist sehr eingeschränkt und in den jeweiligen Heimverträgen ausgeführt. Es betrifft in erster Linie Zahlungssäumigkeit. Möglich ist auch, dass Pflegeheimbetreiber ihrer Fürsorgepflicht bzw. ihrer Verantwortung nicht nachkommen können. Wenn sich beispielsweise herausstellt, dass Bewohner ständig unkontrolliert aus der Einrichtung weglaufen oder sich selbst oder andere gefährden, dann sind die Angehörigen angehalten, eine beschützende Unterbringungsform zu suchen. Niemals jedoch wird es geschehen, dass eine Bewohnerin „bei Nacht und Nebel" einfach auf die Straße gesetzt wird, denn das verbietet die Pflicht zur Fürsorge pflege- und betreuungsbedürftiger Menschen.

Kündigungen seitens der Bewohnerinnen bzw. der Angehörigen, gleich welcher Ursache, sind dennoch eher selten, denn meist gelingt es, auftretende Probleme gemeinsam zu lösen. Dazu ist es sicher hilfreich, von Beginn an seine Erwartungen kundzutun und zu klären, um gegebenenfalls darauf zurückkommen zu können. Ausschlaggebend für einen Heimwechsel ist aber immer das Wohlbefinden der jeweiligen Bewohnerin. So lange sie sich in ihrer Situation gut einfindet und es ihr physisch sowie psychisch wohl geht, sollten Angehörige von einer Kündigung absehen.

8.4 Nicht aufhören, gut für sich zu sorgen

Zum Abschluss dieses Kapitels und damit am Ende dieses Buches soll noch einmal die Bedeutung der Selbstfürsorge von pflegenden Angehörigen hervorgehoben werden. Selbstfürsorge bedeutet, für sich selbst zu sorgen, sprich sich selbst etwas Gutes tun und sich nicht nur um die Belange des zu pflegenden Verwandten zu kreisen. Für sich selbst gut zu sorgen, gilt zu jedem Zeitpunkt der Pflege. Oftmals ist es leider so, dass die Selbstfürsorge insbesondere dann schwerfällt, wenn sie am dringendsten nötig ist. Deswegen ist es ratsam, Selbstfürsorge bereits in weniger stark beanspruchenden Zeiten zu üben. Auf diese Ressource zurückzugreifen hilft dann auch, wenn beispielsweise der Heimbewohner den Umzug ins Pflegeheim nicht oder nur schwer annehmen kann.

Für die Mehrzahl der Angehörigen ist es nicht einfach, den Schritt hin zur Heimunterbringung zu gehen. Und die Gründe hierfür liegen nicht nur in

Frau O. fühlt sich nicht richtig wohl in ihrer Haut. Sie hat ihren Mann nach vielen Jahren Pflege und Betreuung vollstationär untergebracht und könnte nun wieder mehr an sich selbst denken und ihren Bedürfnissen nachgehen. Aber stattdessen nagt fast unterbrochen das Gewissen an ihr, es nicht doch weiter zu Hause versucht zu haben. Auch ihr Mann trägt zu ihrer Verunsicherung bei. Bei ihren Besuchen sagt er unaufhörlich, sie solle ihn wieder mit nach Hause nehmen, dort würde es ihm besser gehen und gleichzeitig würde er ihr auch versprechen, sich wieder mehr zu aktivieren, um ihr seine Pflege zu erleichtern. Frau O. weiß aus ihrer langen Ehezeit, dass dieses Versprechen nicht gehalten wird, aber dennoch trifft er damit wieder einmal ihr Gewissen.

der finanziellen Herausforderung. Die meisten haben etliche Jahre miteinander gelebt und dieses Miteinander (zumeist) einseitig beendet zu haben, rührt an der Seele. Ganz arg ist es, wenn die Bewohnerinnen zu jener Gruppe gehören, die ihren Angehörigen bei ihren Besuchen vorwurfsvoll gegenübertreten, sich beklagen und ihren Heimaufenthalt in den düstersten Farben malen bzw. sich in keiner Weise mit dem Heimaufenthalt abfinden wollen. In aller Regel sind dies nicht *Menschen mit Demenz*, da diese ihr Zuhause in einem weit früheren Leben verorten und selbst ihre Familienmitglieder sind ihnen oft fremd. Im Fall von kognitiv nicht oder nur wenig eingeschränkten Bewohnerinnen, die den Heimeinzug nicht akzeptieren möchten, sollten die Angehörigen folgende Punkte eruieren:

* Befragen Sie das Personal zum Verhalten der Heimbewohnerin im Alltag, denn, wenn dieses angemessen und weitestgehend normal ist, sind ernsthafte Sorgen unbegründet.
* Suchen Sie das Gespräch mit dem (Haus-) Arzt, ob evtl. eine depressive Störung vorliegt und wenn ja, inwieweit diese medikamentös behandelbar wäre (Therapien wären natürlich sehr sinnvoll, werden aber höchst selten angenommen oder gar im Heim angeboten bzw. abgehalten).
* Erklären Sie deutlich sowie verständlich, warum der Heimaufenthalt für Sie als pflegende Angehörige notwendig ist. Wenn der Heimbewohner diese Erklärung immer wieder ignoriert, dann verzichten Sie zukünftig auf die Wiederholung, sondern erklären bestimmt doch zugewandt, dass es für Sie momentan und bis auf weiteres keine andere Option gibt.
* Beziehen Sie alle Pflegekräfte, Betreuungspersonen und auch Verwandte mit ein, Ihre Erklärung im Gespräch mit der Heimbewohnerin zu bekräftigen.

* So keine Gründe dagegenstehen, bleiben Sie emotional mit dem Heimbewohner verbunden und zeigen Sie ihm immer wieder, dass Sie ihn ja nicht verlassen, aber die räumliche Distanz brauchen, um weiter für ihn da sein zu können, weil Sie von der unmittelbaren Pflege psychisch wie physisch erschöpft sind und diese nicht mehr leisten können und/oder wollen.
* Verbale Entgleisungen, welche Sie ständig zu hören bekommen, müssen Sie nicht hinnehmen, sondern sollten Sie veranlassen, einige Zeit von Ihren Besuchen abzusehen. Sie können sich trotzdem beim Pflegepersonal nach seinem oder ihrem Befinden erkundigen, damit Sie beruhigt sein können. Finden Sie selbst erst mal zur Ruhe und versuchen Sie die Besuche später wieder. Er bzw. sie wird wissen, warum Sie nicht kommen und im besten Fall hat er bzw. sie irgendwann ein Einsehen.

Grundsätzlich ist allen Angehörigen sehr ans Herz zu legen, (spätestens) nach dem Heimeinzug ihres Verwandten ihr eigenes Leben wieder in die Hand zu nehmen und zu gestalten:

* Finden Sie wieder Tätigkeiten, die Sie wegen der häuslichen Pflege aufgegeben oder vernachlässigt haben.
* Gestalten Sie wieder ihren eigenen Tagesrhythmus, in welchen Sie Ihre Besuche integrieren und nicht umgekehrt, denn der im Heim lebende Verwandte ist gut versorgt.
* Lassen Sie Freundschaften oder Treffen wieder aufleben, besonders zu jenen Menschen, die Ihnen guttun.
* Lassen Sie die Heimbewohnerin (sofern es beide Seite möchten) weiter an Ihrem Leben teilnehmen. Sei es in Form des Erzählens, Bilder anschauen oder auch des Mitnehmens zu Familienfeiern, Festen, Märkten etc. (sofern solche Ausflüge praktikabel sind), denn dies mildert das Gefühl, sie „allein gelassen zu haben" und fördert Ihre anhaltende Verbundenheit.
* Gehen Sie allein oder mit anderen gemeinsam (z. B. auch mit dem Heimbewohner) raus in die Natur oder ins „Viertel", denn das wirft Sie weniger auf nur Ihrer beiden Beziehung zueinander zurück.
* Wie bereits erwähnt, tauschen Sie sich mit ebenfalls betroffenen Angehörigen, zu welchen Sie Vertrauen fassen können, über Ihre Erfahrungen und Gefühle aus.
* Halten Sie guten Kontakt zum Pflegepersonal, denn gegenseitiger Respekt und generelles Vertrauen stärkt beide Seiten, dem jeweiligen Betreuungsauftrag gerecht zu werden.

* Geben Sie sich und der Heimbewohnerin Zeit. Manchmal braucht es viel Zeit, denn nichts lässt sich erzwingen. In der Regel dauert eine Eingewöhnung bei den meisten Bewohnerinnen sechs bis acht Wochen, manchmal auch länger und nur sehr selten klappt es gar nicht.

> **Wichtig**
>
> *Leben Sie Ihr eigenes Leben! Ihr Angehöriger ist versorgt, er braucht Sie „nur" noch und weiterhin für sein zutiefst menschliches Bedürfnis nach Zugehörigkeit und Nähe. Dieses können Sie jedoch nur erfüllen, wenn Sie für sich selber und ein für Sie gutes und Ihnen angenehmes Dasein leben. Denn um Kraft sowie Lebensfreude zu geben, müssen Sie beides zunächst in sich selbst tragen und behüten.*

Literatur

Crawford K, Digby R, Bloomer M, Tan H, Williams A (2015) Transitioning from caregiver to visitor in a long-term care facility: the experience of caregivers of people with dementia. Aging Mental Health 19(8):739–746. https://doi.org/10.1080/13607863.2014.962008

Cronfalk BS, Ternestedt B-M, Norberg A (2017) Being a close family member of a person with dementia living in a nursing home. J Clin Nurs 26:3519–3528

Johansson A, Ruzin HO, Graneheim UH, Lindgren B-M (2014) Remaining connected despite separation – former family caregivers' experiences of aspects that facilitate and hinder the process of relinquishing the care of a person with dementia to a nursing home. Aging Mental Health 18(8):1029–1036

Lieberman MA, Fisher L (2001) The effects of nursing home placement on family caregivers of patients with Alzheimer's disease. Gerontologist 41(6):819–826

Müller C, Lautenschläger S, Meyer G, Stephan A (2017) Interventions to support people with dementia and their caregivers during the transition from home care to nursing home care: a systematic review. Int J Nurs Stud 71:139–152

Neubert L (2017) Das Warten auf einen Heimplatz aus Sicht der Angehörigen. In: Springer „Best of Pflege". Springer, Wiesbaden. ISBN 978-3-658-16439-3

Pritty B, De Boos D, Moghaddam N (2020) Factors influencing the transition experience of careers for persons with dementia, when the person with dementia moves into residential care: systematic review and meta-synthesis. Aging Mental Health 24(9):1371–1380

Sury L, Burns K, Brodaty H (2013) Moving in: adjustment of people living with dementia going into a nursing home and their families. Int Psychogeriatr 25(6):867–876

Checkliste zum Heimeinzug

1) Was benötigt das Heim vorab?	

Zur Heimaufnahme müssen einige Papiere mitgebracht werden bzw. einige Dinge sollten geregelt sein.
Diese Auflistung können Sie beliebig ergänzen oder nichtzutreffende Punkte streichen.
Viele Einrichtungen halten solche Listen vor, fragen Sie also gerne nach.

☐	Anmeldebogen zur Heimaufnahme
☐	Antrag auf Sozialhilfe auf Kostenübernahme bei vollstationärer Versorgungbzw. die Zusage der Kostenübernahme
☐	Ärztliche Verordnungen
☐	Ausweis über Zuzahlungsbefreiung für Arzneimittel
☐	Berichte und ggf. Befunde von Ärzten
☐	Bestätigung der Pflegebedürftigkeit/Bescheid über Pflegegrad-Einordnung
☐	Betreuungsverfügungen (amtsrichterlich oder privat)
☐	Biografiebogen ausfüllen (bekommen Sie vom jeweiligen Heim)
☐	ggf. Einzugsermächtigung für Überweisung der Heimkosten
☐	Geburts- und/oder Heiratsurkunde (in Kopie)
☐	Krankenkassennachweis und Versichertenkarte der Krankenkasse
☐	Liste von den aktuell behandelnden Fachärzten
☐	Medikamentenplan über die derzeitigen Verordnungen und alle zu verabreichenden Medikamente mitbringen
☐	ggf. Patientenpässe (z.B. Diabetiker- oder Impfpass)und Allergiker-Ausweis
☐	Patientenverfügung
☐	Personalausweis
☐	ggf. Rentenbescheide
☐	Schwerbehindertenausweis
☐	Taschengeld einzahlen
☐	An-/ Ummeldung Einwohnermeldeamt (oft übernimmt dies die Verwaltung des Pflegeheims)
☐	Vorsorge-/Generalvollmacht, um einen autorisierten Ansprechpartner für alle Angelegenheiten bezüglich des Heimbewohnerszu haben
Sonstige Angaben:	

2) Was kommt mit?

Die angegebene Anzahl der Wäschestücke ist nur ein Richtwert und damit nicht verpflichtend.
Jedes Wäschestück muss mit dem Namen des Heimbewohners versehen werden. Dies übernehmen viele Heime
gegen Entgelt. Neben Wäsche und Kleidung sind Hilfsmittel, Hygieneartikel sowie weitere persönliche
Gegenstände einzupacken. Diese Auflistung können Sie beliebig ergänzen oder unpassende Dinge streichen.

10	Handtücher (helle Farben)
10	Waschlappen (helle Farben)
8	Nachthemden
10	Unterhosen
5	Unterhemden
10	Strumpfhosen
5	Kleider/Hosen
8	Hemden
1	Paar Hausschuhe geschlossen
1	Sommer-/Wintermantel
2	Jacken
5	Pullover
8	Paar Socken
1	Bademantel
	Wolldecke
	Handschuhe/Schal
	Mütze/Hut
	Hilfsmittel (z.B. Lesebrille, Kompressionsstrümpfe)
	Hygieneartikel (z.B. Cremes, Duschgel, Zahnpasta, …)
	Haarpflegeprodukte (z.B. Kamm oder Bürste, Lockenwickler, …)
	Nagelschere /-feile
	Reisetasche (mittelgroß)
	Geldbörse mit Kleingeld
	Erinnerungs- und Lieblingsstücke (z.B. Bilder, Fotoalben, …)
	Kleinmöbel (in Absprache mit dem Pflegeheim)
Sonstige Angaben:	

Persönlicher Fragebogen
(Beispiel von Frau N.)

Persönlicher Fragebogen (Beispiel von Frau N.)

	Gewohnheiten, Rituale	Kindheit, Jugend	Erwachsenenalter bis heute	Bemerkung
Essen/Trinken				
	Frühstück	Immer herzhaft	Immer herzhaft	Highlight: Rührei mit Speck
	Mittagessen	Keine besonderen	Immer herzhaft	Süßspeisen zum Mittag sind kein richtiges Mittagessen
	Abendessen	Keine besonderen Vorlieben	immer Salat oder Gemüse, vorzugsweise mit saurem Dressing oder sauer eingelegtes Gemüse	„Etwas Frisches" am Abend muss sein
	Tee/Kaffee	Zum Abendessen immer Kräutertee mit Zitrone und Zucker	Nie Tee (nur als Heilmittel bei z.B. Erkältungen)	„Kaffeemensch" (gibt es Gebäck dazu, dann ohne Zucker)
	Alkohol	/	Aperol Spritz, Martini	Ca. 200 ml täglich, jedoch nie mehr
	Trink-/Essverhalten	Trinkt /isst nur bei Durst/Hunger und nicht, weil ein bestimmtes Getränk/Essen schmeckt	Trinkt/isst nur bei Durst/Hunger und nicht, weil bestimmte Essenszeiten eingehalten werden sollten	Lehnt jeden Zwang hinsichtlich zusätzlicher Trink-oder Mahlzeitenaufnahme vehement ab
Freizeit				
	Lesen	Alle Bücher derzeitiger Jugendliteratur, gerne mit medizinischen Inhalten in Romanform	Klassiker bevorzugt erst als Filme gesehen und dann als Buch gelesen; Hörbücher; gerne mit gut recherchierten historischen Hintergründen	
	Schreiben	Schon immer Freude am Schreiben; gerne Briefe, Gedichte und Geschichten geschrieben	Weiterhin gerne Briefe, Gedichte und Geschichten geschrieben (auch für andere aus purer Lust am Schreiben und Reimen)	
	Musik	Schlagerparade immer montags 20 Uhr mit Heinz Quermann im Radio; The Beatles	Moderne Musik, die melodisch ist; verfolgte viele Jahre lang die Musikvorlieben ihrer Kinder	
	TV/Kino	Sonntag 10 Uhr Kinobesuch mit Schwester und Vater zur Kinder-vorstellung, TV-Gerät wurde erst später angeschafft	Kino als Highlight mit den eigenen Kindern (vorwiegend Fantasyfilme); mit ca.60 Jahren großer Fan von Streamingdiensten	z.B. Harry Potter, Herr der Ringe
	Sport	War stark mit Angst besetzt, was zu Versagen führte	Gern Wandern und Schwimmen, ungern Radfahren	Ängste bestimmten auch manche Bergtour in den Alpen
	Geselligkeit	Unwohlsein in Gruppen - veranstaltungen oder größeren Treffen	Gruppen auch als bereichernd erlebt	Kommuniziert dennoch sehr gern und lebhaft; das Alleinsein nach Auszug der Kinder und des Ehemanns sowie der Verlust des Arbeitsumfelds mit dem Renteneintritt war anfangs sehr belastend
	Spiele	Gerne Monopoly, Rommee oder Stadt/Land/ Fluss	Bloß keine Brettspiele	Spiele mit Kreativität bevorzugt

© Springer-Verlag GmbH Deutschland, ein Teil von Springer Nature 2022
L. Neubert, K. Neubert, *Das richtige Pflegeheim finden*,
https://doi.org/10.1007/978-3-662-64480-5

Körperpflege				
	Keine Körperpflege - fanatikerin	Samstags baden, sonst nur Gesicht, Hände und „untenrum"; Florena-Creme als einziges Kosmetikum für das Gesicht	Duschen max. jeden dritten Tag; tägliches Cremen mit Nivea- Produkten gegen trockene Haut; Gesicht jeden Abend eincremen, ansonsten reicht die kurze Wäsche;	Baden nur als Therapeutikum bei Erkältungen oder Rückenschmerzen

Interessen				
	täglich Zeitung lesen	Hauptsächlich für Geschichte und Deutsch	Breites Interesse an allen Themen, tägliches Zeitunglesen ist großes Vergnügen	Technikthemen müssen nicht sein
	Botanik	Begeisterte Pilzsammlerin	Zunehmendes Interesse auch an Pflanzen für Terrasse/Balkon aber auch Wildblühendes, Floristik wird zu einem kleinen Hobby	

Stichwortverzeichnis

© Springer-Verlag GmbH Deutschland, ein Teil von Springer Nature 2022
L. Neubert, K. Neubert, *Das richtige Pflegeheim finden*,
https://doi.org/10.1007/978-3-662-64480-5

Printed in the United States
by Baker & Taylor Publisher Services